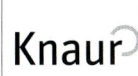

Peter Grunert

Diabetes
ganzheitlich
behandeln

- Blutzuckerwerte
  nachhaltig verbessern
- Die ärztliche Therapie
  sinnvoll ergänzen

www.knaur-ratgeber.de

Lange leben mit Diabetes

Liebe Leserin, lieber Leser,

der vorliegende Ratgeber kann und will den Arzt nicht ersetzen, und er ruft Sie auch nicht zum Boykott schulmedizinischer Maßnahmen auf. Es will etwas ganz anderes erreichen, nämlich Ihnen praktische Hilfen an die Hand geben, um Ihren Alltag mit der Krankheit besser zu bewältigen. Das Buch basiert auf eigenen Erlebnissen und Erfahrungen und auf denen zahlreicher anderer befragter Diabetikerinnen und Diabetiker.

Ich selbst bin vor mehr als 15 Jahren an Diabetes-mellitus-Typ-2 erkrankt. Seitdem habe ich mich unablässig mit der Krankheit auseinandergesetzt und immer wieder versucht, meine körperliche Verfassung zu bewerten. Im Laufe der Jahre entwickelte ich meinen ganz persönlichen Weg im Umgang mit dem Diabetes. Ich erkannte schnell, dass eine Vielzahl von Gesundheitsproblemen bei Diabetikern nicht richtig gewertet oder selbst von Ärzten falsch eingestuft wird. Auch weitere hinzukommende Krankheiten, Medikamente mit ihren nachgewiesenen Wechselwirkungen, ja selbst eine harmlose Entzündung können für Diabetiker zum großen Gesundheitsproblem werden.

Für Schulmediziner – so sieht es zumindest aus – liegt klar auf der Hand: Übergewichtige bekommen Diabetes. Was aber ist, wenn Schlanke daran erkranken? Das sind dann die so oft zitierten Ausnahmen.

Doch so einfach funktioniert Gesundheit leider nicht, auch wenn man es vielen Betroffenen so und nicht anders weismachen will. Die verantwortlichen Wissenschaftler verwechseln gern Krankheitsauslöser mit Risikofaktoren, und zwar wohlüberlegt. In Ermangelung genauer Erkenntnisse über die eigentliche Entstehung von Krankheiten und die dafür verantwortlichen auslösenden Faktoren schieben sie ganz bewusst die leicht nachweisbaren Risikofaktoren in den Vordergrund. Diese lassen sich nämlich durch zahlreiche Studien belegen. So können sie überdecken, dass sie eigentlich gar nichts über den Prozess der Krankheitsentstehung wissen. Auf der Basis dieses Teilwissens werden dann, in enger Zusammenarbeit mit den Laboren von Pharmakonzernen und Technologie-Entwicklern, neue Therapien entwickelt. Diese haben jedoch meist den Nachteil, dass sie nur Symptome einer Erkrankung bekämpfen und nicht die eigentlichen Auslöser. Somit sind viele dieser Therapien eigentlich gar keine. Der ursprüngliche Sinn einer Therapie sollte stets die Heilung eines Patienten sein. Dies wird aber bei Diabetes von vornherein ausgeschlossen, da die Schulmedizin eine komplette Heilung für nicht möglich hält. Warum ist das aber so?

Die meisten Behandlungsfehler passieren bereits nach der Diagnose. Das war auch bei mir der Fall. Wird Diabetes festgestellt, läuft in vielen Fällen ein voll automatisierter Behandlungsprozess ab. Es gibt zwar unterschiedliche Varianten, doch bleibt der grundsätzliche Ansatz gleich. Zuerst erfolgen Umstellungen in der Lebensweise. Die Ernährung wird mit Hilfe von Ernährungsberatern auf eine leichtere Kost mit weniger Kohlenhydraten umgestellt, ein sogenanntes »BE-Gerüst« erstellt. Dazu kommen Ratschläge für mehr Bewegung. Nach kurzer Zeit, wenn sich keine direkt messbaren positiven Veränderungen nachweisen lassen, setzt die medikamentöse Therapie ein. Medikamente zum »Ausquetschen« der Bauchspeicheldrüse, dazu häufig Tabletten, die eine Zuckeraufnahme im Darm reduzieren sollen, bei begleitendem Bluthochdruck darüber hinaus Pillen zur Hochdrucksenkung. In einigen Fällen kommen noch Betablocker zum Einsatz. Wirken die Medikamente nach jahrelanger Einnahme nicht mehr, beginnt das zusätzliche Insulinspritzen bis ans Lebensende. Stellen sich dann erste Probleme mit den Nervenenden ein, vor allem an den Zehen, kommen weitere Arzneimittel hinzu.

So oder so ähnlich spielt sich der Leidensweg der meisten Diabetiker über viele Jahre ab. Als begleitende Maßnahmen werden meist mehrwöchige Klinikaufenthalte zur Einstellung des Betroffenen verordnet. Dabei werden wichtige Aspekte wie diabetesgerechte Ernährung, sinnvolle Bewegungstherapie und richtige Blutzuckermessung berücksichtigt und erklärt.

Doch wie gehen Mediziner mit Menschen um, die schlank sind, beispielsweise mit dem Postzusteller, der den ganzen Tag Bewegung an der frischen Luft hat und sich zeitlebens als Vegetarier recht gesund ernährt hat? Die Antwort ist einfach: Sie werden ebenso wie träge Dicke behandelt, weil es eben nur ein Grundschema gibt. Das zeigen zahlreiche Fälle aus der Praxis, die überdies belegen, dass Ernährung, Übergewicht und Bewegungsmangel zwar Risikofaktoren sind, mit Sicherheit aber nicht die wahren Ursachen. Die Frage, was bei Diabetikern die Stoffwechselstörung wirklich auslöst, ist bis heute nicht geklärt. Hat man aber den oder die Auslöser nicht erkannt, kann man auch nicht wirklich heilen.

So wird Diabetes heute von der Schulmedizin als chronische, nicht heilbare Erkrankung eingestuft und ist damit eine ideale Geldmaschine für niedergelassene Ärzte und Pharmakonzerne. Dies gilt vor allem dann, wenn die erste Phase der reinen Medikamentenzugabe überschritten ist und der Betroffene täglich Insulin benötigt. Von dem Moment an ist er auf die permanente Insulinzugabe angewiesen, sein Körper stellt sich rasch darauf ein. Im weiteren Krankheitsverlauf verdienen dann auch Kliniken und Chirurgen nicht schlecht an Diabetikern. Geschädigte Organe müssen behandelt, nicht mehr richtig durchblutete Gliedmaßen entfernt werden.

Wendet man sich neben den rein schulmedizinischen Therapieformen einmal intensiver den alternativen Heilverfahren zu, ist man überrascht zu hören, dass nicht alle Therapeuten einen Diabetes als unheilbar betrachten. Während meines eigenen Krankheitsverlaufs sprach ich sowohl mit Heilpraktikern als auch mit naturheilkundlich ausgerichteten Ärzten. Nicht alle Heilversprechen halten einer praktischen Überprüfung stand. Doch einige der bekannten alternativen Maßnahmen bieten einen realen Ersatz für chemische Medikamente. So mindern sie deren unangenehme Neben- und Wechselwirkungen, die bei jahrelanger Einnahme unausbleiblich sind. Außerdem sind inzwischen Mittel und Verfahren bekannt, die den täglichen Insulinbedarf radikal senken können. Der Blutzuckerwert kann so in Bereichen gehalten werden, die schwere Folgeschäden nicht entstehen lassen oder zumindest über Jahre hinaus verschieben können.

Mit dem heutigen Wissensstand und der Erfahrung aus verschiedensten eigenen Anwendungen kann ich sagen, dass Diabetes mellitus Typ 2 eine Krankheitsform ist, für die es keine Pauschallösung geben kann. Jeder einzelne Fall ist völlig individuell zu diagnostizieren. Er bedarf danach auch einer eigenen, auf den jeweiligen Patienten völlig individuell abgestimmten Therapieform. Hierbei sind persönlichen Lebensumstände, das soziale Umfeld, emotionale Ereignisse und psychische Zustände äußerst wichtige Faktoren. Heute hat aber kaum noch ein niedergelassener Arzt die Zeit, sich so intensiv mit einem Diabetiker zu befassen, wie es aus ganzheitlichen Gründen nötig wäre. Zwar werden in den Fachmedien seit Jahren neue Studienergebnisse veröffentlicht, in denen sich dieser oder jener Wirkstoff als besonders erfolgreich gezeigt hat. Auch lesen wir in Magazinen und Zeitungen oft über große Therapieerfolge in speziellen Diabeteszentren. Doch handelt es sich bei diesen Patientengruppen nicht um die große Masse der Diabetiker. Diese werden auch heute noch von ihren Hausärzten behandelt, die aber leider nicht alle immer auf dem aktuellsten Wissensstand und manchmal mit der Situation überfordert sind. Deshalb ist mehr Eigeninitiative jedes Patienten wichtig.

Der vorliegende Ratgeber für die Alltagspraxis möchte Sie darin unterstützen.

Peter Grunert

Schlechte
Früherkennung
und

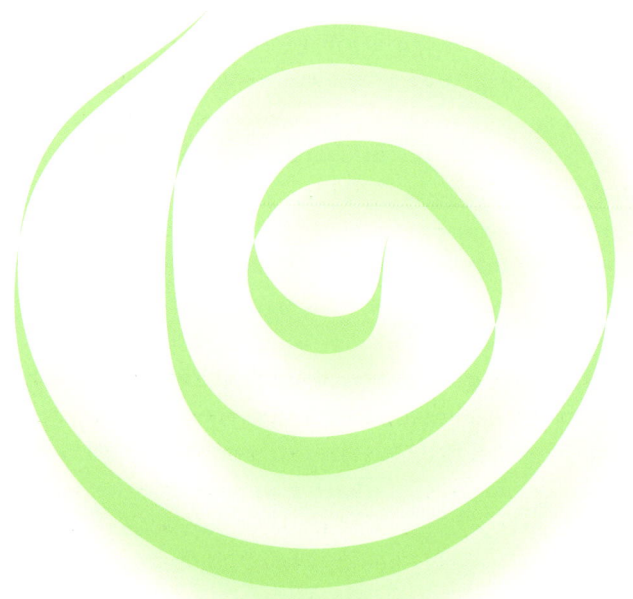

falsche
Therapien

Versagt die Bauchspeicheldrüse ihren Dienst und schütten ihre Inselzellen kein oder zu wenig Insulin aus, verliert der Körper die Fähigkeit, den Zuckergehalt im Blut zu regulieren. Bis zur Diagnose Diabetes mellitus vergehen in Deutschland allerdings im Durchschnitt fünf bis acht Jahre. Dann aber hat bereits jeder vierte Betroffene Folgeschäden entwickelt. Bei der Früherkennung gibt es deshalb ohne Zweifel großen Handlungsbedarf. Viele Typ-2-Diabetiker durchschreiten vor dem endgültigen Auftreten ihrer Stoffwechselstörung eine Zwischenphase, die gestörte Glukosetoleranz genannt wird. Diese Phase lässt sich anhand eines oralen Glukosetoleranztests (OGTT) nachweisen. Doch nicht nur die Früherkennung muss dringend verbessert werden, auch der Therapieansatz der meisten Allgemeinmediziner ist fragwürdig. Unwissenheit und Zeitmangel vieler Ärzte führen nämlich dazu, dass viele Diabetiker Therapien erhalten, die ihnen mehr schaden als nutzen.

Eine ungewöhnliche Diabetiker-Biographie

Diabetes mellitus, im Volksmund Zuckerkrankheit genannt, ist eine schwerwiegende Stoffwechselerkrankung, die den gesamten Organismus betrifft. Das wusste ich, doch wie problematisch die gesundheitlichen Auswirkungen für einen betroffenen Menschen wirklich sein können, war mir im Frühjahr 1992, als der Arzt mir die Diagnose stellte, nicht bewusst.

Bei einem Besuch in der Praxis meines damaligen Hausarztes wegen leichter Darmprobleme erwähnte ich so nebenbei, dass mein Rachen ständig trocken sei und mich ein permanentes Durstgefühl quälen würde. Der erfahrene Arzt hörte mir zu und ordnete schließlich für den folgenden Morgen einen Zuckertest in seiner Praxis an. »Aber kommen Sie nüchtern, kein Frühstück und auch keinen Kaffee!«, rief er mir noch hinterher. Wie angeordnet erschien ich zum vereinbarten Termin völlig nüchtern. Zuerst wurde mir etwas Blut am rechten Zeigefinger entnommen und der momentane Blutzuckerwert gemessen. Danach drohte mein Magen zu rebellieren, als ich ein großes Glas mit einer übersüßen Zuckerlösung trinken musste. Weiter geschah erst einmal nichts. Der Arzt schickte mich wieder nach Hause und bat mich, in zwei Stunden zu einer weiteren Messung wiederzukommen. Der Messvorgang wiederholte sich nach zwei weiteren Stunden. Dann stand die ärztliche Diagnose fest: »Sie haben Diabetes-mellitus-Typ-II. Diese Form der Diabetes nennt man landläufig auch Altersdiabetes.«

Da saß ich nun – gerade 43 Jahre alt – auf meinem Stuhl mit einem frisch diagnostizierten Altersdiabetes und wusste nicht, was das für meine Zukunft bedeutete. Den Therapievorschlag des Allgemeinmediziners nahm ich nicht wirklich wahr. Die Diagnose hatte mich viel zu sehr geschockt. Er wollte mich sofort in eine Spezialklinik einweisen, das bekam ich mit. Dort würde man mich dann genauer untersuchen und entsprechend »einstellen«. Meine Blutzuckerwerte waren so hoch, dass er die Einweisung bereits für den nächsten Tag vornehmen wollte.

Eigentlich tat mir ja gar nichts weh ...

Er redete noch eine Weile über Diabetes und die möglichen Folgen, drückte mir eine kleine Broschüre zum Thema in die Hand. Ich sah alles wie in einem Film ablaufen, doch irgendwann hatte ich mich wieder gefangen. Die Einweisung für mehrere Wochen rüttelte mich wach. Eigentlich tat mir nichts weh, keine Schmerzen oder anderen unangenehmen Zustände quälten mich, und gegen den Durst gab es ja schließlich Getränke. Zahlreiche andere Gründe hielten mich davon ab, sofort in ein Krankenhaus zu gehen. Als Selbstständiger hatte ich laufende Verpflichtungen, außerdem war da noch meine Familie. So ein Zwangsurlaub musste genau vorbereitet werden, wenn er nicht im Chaos enden sollte. Das alles erklärte ich meinem Hausarzt, und er verstand die Situation sofort.

Er verschrieb mir ein Medikament, das meine Bauchspeicheldrüse zu erhöhter Produktion anregen sollte, dazu auch ein Mittel gegen meinen zu hohen Blutdruck, und entließ mich dann mit
der Auflage, jeden zweiten Tag zum Blutmessen in seiner Praxis
zu erscheinen.
Wieder daheim beriet ich mich erstmal mit meiner Frau. Wir
kamen gemeinsam zu dem Entschluss, uns zuerst einmal ausführlich über die Diabeteserkrankung Typ 2 zu informieren.
Eine fundierte Recherche war angesagt, und so besorgte ich in
den folgenden Tagen alle Fach- und Sachbücher, die ich auftrei-
ben konnte. Zwar hatte ich bereits einen Computer, doch das
Internet war zu jener Zeit noch kein wirkliches Thema in
Deutschland. Dennoch besorgte ich mir ein Modem und einen
Internetzugang und begann auch dort nachzuforschen. Deutsche
Gesundheitsportale gab es noch nicht. Hauptsächlich amerikanische Universitäten boten sich zu jener Zeit als fachliche Informationsquellen an. Schon damals fiel mir auf, dass es leichte Unterschiede in den Erklärungen und Begründungen gab.
Nachdem ich mich durch die ersten Seiten meines Recherche-
materials gelesen hatte, hielt ich diese Stoffwechselstörung noch
für relativ harmlos. Als ich mich weiter informierte, reifte in mir
der Verdacht, dass sich mein Arzt geirrt haben musste. Ich fühlte
mich damals in guter körperlicher Verfassung. Ich hatte ein mi-
nimales Übergewicht, wohlgeformte Muskeln und viel Bewegung an frischer Luft.

Die Sicht der Schulmedizin: Diabetes und Risikofaktoren

Verwirrend waren für mich die Aussagen der meisten Fachbü-
cher über die Gründe und Auslöser von Diabetes. Zwar gab es
nirgendwo eine genaue Erklärung, wer oder was Diabetes her-
vorruft, doch wurden überall die gleichen Risikofaktoren aufgelistet: Übergewicht, falsche Ernährung und Bewegungsmangel.
Nach Meinung der meisten Schulmediziner, die auch heute noch
Bestand hat, sind das die Faktoren, die für die Entstehung der

Diabeteserkrankung verantwortlich sind. Diese Risikofaktoren trafen aber auf mich überhaupt nicht zu. Eher das Gegenteil war der Fall. Von klein auf war ich, nach Aussagen meines Vaters, ein sehr aktives Kind – ohne jegliches Übergewicht. In meiner Jugend war ich sportlich sehr aktiv, bin viel mit dem Rad gefahren, habe im Verein gerudert und Handball gespielt. Seit meinem 20. Lebensjahr wog ich permanent 90 Kilogramm bei 185 Zentimetern Körpergröße. Und wo bei vielen anderen Menschen das Fett sitzt, hatte ich straffe Muskeln. In der Folgezeit hatte ich auch beruflich meist viel Bewegung, war an den Wochenenden ein »wilder Tänzer« in den Discos und auch sonst sehr aktiv. Wieso dann aber diese Diagnose?

Auch die in einigen Fachartikeln erwähnten erblichen Faktoren trafen auf mich nicht zu. Sowohl mein Vater, heute 83 Jahre alt, als auch meine leider bereits verstorbene Mutter hatten nie Blutzuckerprobleme. Gleiches gilt auch für alle Großeltern und für andere Verwandte. Ich war der erste Diabetiker seit vielen Generationen in unserer Familie, und niemand konnte mir sagen, warum das so war. Dennoch beschloss ich, den Medizinern zu vertrauen. Bei mehreren Millionen Diabetikern in unserem Land sollten die deutschen Ärzte bestens über das Krankheitsbild und die dazugehörigen Therapiemöglichkeiten informiert sein. So dachte ich jedenfalls – damals.

Volles Programm: sieben Tabletten am Tag

Nach der obligatorischen Einstellungsphase – bei mir war dies dann doch mit einem zweiwöchigen Klinikaufenthalt verbunden – stand meine tägliche Medikation durch den Hausarzt fest: Täglich zwei Tensobon comp. gegen den Bluthochdruck, einen Betablocker zum Schutz der Herzkranzgefäße, zwei Tabletten zur Reduzierung der Zuckeraufnahme über den Darm und zwei Tabletten zur Steigerung der Bauchspeicheldrüsen-Leistung. Die beiden Präparate zur Blutzuckersenkung sind heute nicht mehr im Handel, deshalb spielen ihre Namen hier keine Rolle mehr.

So startete ich mit sieben Tabletten täglich, davon vier am Morgen, drei am Abend, in meine ärztlich verordnete »Diabetestherapie«. Da ich mich im Vorfeld bereits gut informiert hatte, erwarb ich umgehend ein eigenes Blutzuckermessgerät. Ich weiß noch heute, wie teuer es war: 240 DM, im Jahr 1992 ein stolzer Preis. Mein heutiges Messgerät habe ich zum Nulltarif bekommen. Mein Apotheker hat es mir geschenkt. Nicht nur, weil ich ein guter Kunde bei ihm bin. Der Hauptgrund dürfte in der veränderten Marketingstrategie der Hersteller zu finden sein. Inzwischen verfolgt man gleiche Verkaufsstrategien wie im Handel mit PC-Druckern. Die kosten auch nur noch ein paar Euros, dafür sind die permanent benötigten Druckerpatronen teurer als Gold. Bei den Blutzuckermessgeräten sind es die Teststreifen, die man bei jeder Messung benötigt. Diese Plastikmassenware wird mit 25 bis 35 Euro je Packung à 50 Streifen verkauft. Wenn man als Diabetiker drei- oder viermal am Tag messen muss, bedeutet das zwei Packungen pro Monat. Eine über Jahre hinweg gesicherte Einnahmequelle für Hersteller und Handel.

Neben den bereits angesprochenen sieben Tabletten pro Tag gehörte zu meiner Anfangstherapie auch der monatliche Besuch in der Praxis meines Hausarztes. Neben der obligatorischen Kurzuntersuchung mit Blutdruckmessung gehörten ebenso die Blutabnahme und die darauf folgende Laboruntersuchung zur Kontrolle meines Allgemeinzustands.

Dank meiner eigenen Zuckermessungen begann ich schon recht früh, die praktischen Auswirkungen von Nahrungsmitteln und Getränken auf meinen akuten Zuckerspiegel zu testen. Bereits nach kurzer Zeit fiel mir dabei auf, dass sich extrem hohe Zuckerwerte rasch senken ließen, wenn ich viel Mineralwasser trank. So wurde eher unbewusst Wasser mit und ohne Kohlensäure zu meiner ersten »alternativen Diabetesmaßnahme«. Auf Bananen und Weintrauben musste ich aber ab sofort verzichten. Diese Früchte treiben meinen Blutzuckerspiegel kurzfristig auch heute noch in Bereiche jenseits von 400 mg/dl.

Mit der Insulinspritze begann eine neue Phase

Die folgenden fünf Jahre sind schnell erzählt: Monatliche Kontrollbesuche beim Hausarzt, langsame Erhöhung der Medikamentenmenge und regelmäßige Blutkontrolle gehörten zu meinem Alltag, auf den sich unbewusst das gesamte Leben einstellte. Alles wurde zur Routine, und vergaß ich aus Stressgründen einmal die pünktliche Einnahme meiner Pillen, zeigte mir die nächste Blutzuckermessung, dass ich sorgfältiger damit umgehen musste. Meist dauerte es dann einen ganzen Tag, bis sich die Werte wieder einigermaßen normalisiert hatten. Dann kam das Jahr 1998. Trotz peinlich genauer Einhaltung aller ärztlichen Anweisungen, Diabetiker-Ernährung und viel Bewegung stiegen meine Blutzuckerwerte permanent an. Selten bewegte ich mich in Bereichen unter 180 Messeinheiten, meist lag ich über 200. Da mir zu jenem Zeitpunkt bereits bekannt war, dass die sogenannte »Nierenschwelle« bei etwa 190 Einheiten liegt, machte ich mir Sorgen um meine Organe. Steigt der Blutzucker auf permanent mehr als 190 mg/dl, werden die Nieren dauerhaft geschädigt – mit allen sich daraus weiter ergebenden Gesundheitsproblemen. So erklärte es mir damals mein Hausarzt und fügte hinzu, dass ich jetzt nicht mehr auf die Zugabe von Insulin verzichten könnte. Meine Krankheit war für ihn therapeutisch in eine neue Phase eingetreten. Da der Mann ein allseits geachteter Internist ist und einen soliden Eindruck auf mich machte, hinterfragte ich seine Entscheidung nicht weiter. Ich ließ mich von ihm umgehend in den Gebrauch der Insulinspritze einweisen. Die Insulinfüllung der für mich ausgewählten Variante bestand aus zwei unterschiedlichen Insulinarten. Der eine Anteil, 30 Prozent, wirkt sofort, der zweite Bestandteil, 70 Prozent, ist auf eine Langzeitwirkung ausgelegt. Das Produkt wird im allgemeinen Sprachgebrauch deshalb auch als 30/70-Insulin bezeichnet.

Die erste Spritze ist immer die schwierigste. Das Eindringen der feinen Nadel ist kaum spürbar, wenn man es richtig macht. Das brachte mir mein Hausarzt bei. Ich begann 1998 mit Insulinmengen von acht bis zwölf Einheiten, je nach zuvor gemessenen Blutzuckerwerten. Zweimal pro Tag, zumeist morgens und am Spätnachmittag, gehörten das Messen und Spritzen zu meinem regelmäßigen Tagesablauf. Die Medikamente nahm ich zusätzlich weiter ein. Die täglichen Insulinmengen stiegen schnell an. So vergingen die nächsten beiden Jahre.

Plötzlich kribbelten die Zehen …

Im Jahr 2001 spritzte ich dann täglich rund 60 Einheiten, also die doppelte Menge als zu Beginn der Therapie. Zusätzlich stellten sich erste unangenehme Diabetikerprobleme ein. Meine Zehen begannen merkwürdig zu kribbeln, vor allem wenn ich abends im Bett lag. Es war ein Gefühl wie nach einer Taubheit, wenn alles wieder durchblutet wird. Umgehend suchte ich deshalb meinen Hausarzt auf. Mir war bekannt, dass es bei Diabetikern zu Durchblutungsproblemen in den Extremitäten kommen kann, die zu Amputationen führen können. Erstmals machte ich mir Sorgen um die permanenten Schädigungen durch den hohen Zuckeranteil in meinem Blut, doch der Arzt beruhigte mich. Es sei nicht die gestörte Durchblutung, sondern es seien die Nervenenden in den Zehen, die geschädigt werden. Das nennt man Polyneuropathie und sei bei vielen Diabetikern völlig normal. Dagegen gebe es natürlich ein Medikament, das er mir prompt verschieb.

Das Zehenkribbeln war für mich das erste körperlich zu spürende Krankheitssymptom, das in direktem Zusammenhang mit dem Diabetes stand. Deshalb beschloss ich, die Wirkung der neu verordneten Tabletten an dem Zustand des »Zehenkribbelns« zu beobachten. So erstellte ich mir eine eigene Skala von null bis zehn, auf der ich dreimal täglich eintrug, wie sich meine Zehen anfühlten. Das konnte natürlich nur eine völlig subjektive Kontrolle sein, doch wollte ich mir einen Überblick darüber verschaffen, ob und was das Medikament wirklich bewirkte. Das Ergebnis sah für mich nach einem halben Jahr niederschmetternd aus. Statt einer Verbesserung ließ sich unschwer eine deutliche Verschlimmerung verzeichnen. Das Kribbeln wurde vor allem im Ruhezustand intensiver und raubte mir viel von meiner Nachtruhe. Nach weiteren sechs Monaten fiel mir zusätzlich auf, dass ich kaum noch ein Gefühl in den Zehenspitzen hatte. Beim Schneiden der Fußnägel schnitt ich in die Haut und bemerkte es erst, als das Blut aus der Wunde auf den Boden tropfte. Als ich mit meinem Arzt über diese Entwicklung sprach, verordnete er mir dann ein anderes Medikament – gleicher Wirkstoff, aber höhere Dosierung.

Übungen statt Tabletten

Zu diesem Zeitpunkt stellte ich mir die ersten kritischen Fragen, was die ärztliche Kompetenz betrifft. Gibt es keine anderen Möglichkeiten als ausschließlich Tabletten? Ich befragte mehrere Therapeuten unterschiedlichster fachlicher Ausrichtungen. Wie nicht anders zu erwarten, bekam ich die verschiedensten Antworten. Sinnvoll erschien mir damals der Tipp einer Physiotherapeutin, die mehrere Diabetiker behandelte. Sie riet mir zu gezielten Bewegungsübungen mit den Zehen, die ich mehrmals täglich, auch im Sitzen ausüben konnte. So beschloss ich, die Tabletten gegen praktische Übungen auszutauschen, ohne meinen Arzt zu informieren. Der Erfolg gibt mir bis heute recht. Ich bewege meine Zehen, so oft es nur möglich ist, trage deshalb zu Hause meist offene Sandalen oder im Winter bequeme Hausschuhe und kann wieder jede Nacht ohne Kribbeln durchschlafen. Zwar sind die Gefühle in den Zehenspitzen nicht wieder völlig zurückgekehrt, doch hat sich auch dieser Zustand deutlich verbessert.

Dieser erste Erfolg bestärkte mich in meiner Entscheidung, den normalen schulmedizinischen Weg der Diabetestherapie zu verlassen und für mich persönlich einen eigenen Weg zu finden. Zwei weitere Symptome unterstützten meine Entscheidung: Zum einen nahm ich dank steigender Insulinmengen langsam, aber sicher zu. Zum anderen ließ durch die Vielzahl der Medikamente und die Blutdrucksenker meine Potenz nach. Es galt, zu handeln.

In der Folgezeit informierte ich mich über alle nur erdenklichen alternativen Möglichkeiten, erfuhr viel Nützliches und hörte mir auch Unsinniges an. In eigenen Versuchen erkannte ich dann, was mir half und was mir eher schadete. Die nachfolgenden Seiten geben eine Zusammenfassung dieser praktisch unterlegten Recherchen wieder. Zwar habe ich bis heute meine eigene Erkrankung nicht heilen können, doch habe ich diese Hoffnung noch nicht aufgegeben und bin auf dem besten Weg zum Erfolg. Deshalb therapiere ich mich inzwischen mit Hilfe befreundeter alternativer Therapeuten und eines sehr guten Apothekers selbst und fühle mich gesundheitlich recht wohl dabei.

Ein Gelenkproblem wird zum Gesundheitsrisiko

Neben den Krankheiten, die im direkten Zusammenhang mit dem Diabetes stehen, gibt es zahlreiche andere gesundheitliche Probleme, die vom hohen Blutzuckerspiegel negativ beeinflusst werden können. Kleine Verletzungen, Hautprobleme, Pilzbefall oder Gelenkschmerzen können sich durch Diabetes deutlich verstärken. Wie weit diese Eingriffe des Blutzuckers in wichtige Therapieentscheidungen gehen können, erlebte ich im Jahr 2006 am eigenen Ellenbogen.

Es begann in einer Nacht, in der ich wieder mal intensiv im Internet recherchiert hatte. Nach dem Ausdruck zahlreicher Seiten hatte ich mich auf das Sofa gelegt, um die meist englischen Texte zuerst einmal für mich zu übersetzen. Dabei lag ich auf der linken Seite und hatte den Kopf in die linke Hand gestützt, den Ellenbogen auf dem Sofa. In dieser Position muss ich dann irgendwann eingeschlafen sein. Mein Sohn weckte mich am Morgen und lachte lauthals, als ich meine steifen Glieder vorsichtig bewegte. Das Aufstehen war gar nicht so einfach. Erst später im Bad bemerkte ich dann die Schwellung am linken Ellenbogen. Vorsichtig tastete ich sie ab. Es fühlte sich weich und irgendwie gallertartig an. Meine erste eigene Diagnose stand fest, es war eine Schleimbeutelentzündung, also nichts Gravierendes. Die Schwellung am Ellenbogen und das leichte Ziehen waren später beim Arbeiten an der Tastatur eher unangenehm als schmerzhaft. Ich ging noch am selben Tag zum Arzt. Um unnötige Warterein zu vermeiden und aus zwei lästigen Arztbesuchen einen zu machen, konsultierte ich direkt einen Facharzt, der gleichzeitig Sportmediziner ist. In meinen Augen eine sinnvolle Kombination bei Gelenkproblemen. Nach einem kurzen Blick und dem Abtasten des Ellenbogens bestätigte er meine eigene Diagnose: »Schleimbeutel«. Er hatte auch gleich eine Therapie parat. Er wollte den Schleimbeutel punktieren und dann Kortison einspritzen, damit sich keine neue Flüssigkeit im Schleimbeutel ansammeln konnte. Bei dem Wort Kortison schrillten bei mir allerdings die Alarmglocken. Mir war bekannt, dass sich Kortison äußerst negativ auf den Blutzuckerwert auswirken kann, deshalb wies ich den Arzt auf meinen Diabetes hin. Dieser entschloss sich sofort für eine andere Therapie. Er verschrieb mir eine Lösung mit dem Wirkstoff Ethacridinlactat und ein Schmerzgel mit dem Wirkstoff Diclofenac-Natrium. Beides sollte ich nach genauer Anweisung täglich wechselweise auftragen.

Eine OP sollte helfen

Über zwei Wochen lang hielt ich mich exakt an die Anweisungen des Arztes. Zweimal kontrollierte er in dieser Zeit die Fortschritte seiner Therapie. Diese fielen aber leider nicht wie erwünscht aus. Der Schleimbeutel wurde größer statt kleiner, es sammelte sich weitere Flüssigkeit darin an. So entschied er sich dann für das Punktieren ohne spätere Kortisoneinspritzung. Das Ergebnis war für mich niederschmetternd. Bereits am Folgetag war der Schleimbeutel so groß wie vor der Punktion. Bei der zwei Tage später folgenden Untersuchung entschied der Arzt, dass der Schleimbeutel operativ entfernt werden müsste. Er gab mir eine Überweisung an einen Chirurgen. Dort bekam ich auf telefonische Anmeldung bereits für den nächsten Tag einen Termin. »Das machen wir hier ambulant. Ist keine große Sache«, erklärte mir die nette Sprechstundenhilfe am Telefon. Das hörte sich doch endlich einmal recht gut an.

Als ich einen Tag später vor dem Chirurgen saß und mich über den Eingriff informierte, wies ich vorsichtshalber darauf hin, dass ich Diabetiker sei. Der Chirurg erklärte mir, dass es bei Diabetikern erfahrungsgemäß nach solchen Eingriffen in acht von zehn Fällen zu Problemen bei der Heilung komme. Nach dem Eingriff würde der Arm fixiert, nach etwa acht Wochen würden die Probleme einen weiteren Eingriff zur Eiterentfernung nötig machen. Ich konnte mir unschwer selbst ausrechnen, dass ich in der Folgezeit für mindestens vier bis fünf Monate meinen linken Arm nicht mehr voll einsetzen konnte. Der Chirurg riet mir vorsichtshalber, über den Eingriff noch einmal nachzudenken. Ihm waren meine skeptischen Blicke nicht entgangen. So verließ ich die Klinik und beschloss, diesmal besonders gründlich nachzudenken.

Auf dem Heimweg gingen mir dann erstmals verschiedene alternative Möglichkeiten zur Bekämpfung der Schleimbeutelentzündung durch den Kopf. Dass eine kleine Flüssigkeitsansammlung unter der Haut für Schulmediziner zu so einem Problem werden könnte, nur weil ich Diabetiker bin, hatte ich zuvor nicht für möglich gehalten. Folglich musste ich nach einer alternativen Lösung suchen. Ich fand sie dann auch zusammen mit einem befreundeten Apotheker. Dieser bereitete mir eine Salbe mit dem Wirkstoff Beinwellwurzel-Fluidextrakt. Ich rieb den geschwollenen Ellenbogen jeden Tag je zweimal abwechselnd mit der Salbe, dann mit Teebaumöl ein. Die ersten Erfolge waren bereits nach vier Tagen deutlich sichtbar, nach zwei weiteren Wochen hatte sich die Entzündung völlig verflüchtigt und ist bis heute auch nicht wieder aufgetaucht. Alles lief ohne Kortison und Operation völlig schmerzfrei und frei von anderen Nebenwirkungen ab. Mein erster persönlicher alternativer Therapieerfolg.

Gefahr: die schleichende Entwicklung der Krankheit

Wir wissen heute, dass allein in Deutschland derzeit rund 10 Millionen Menschen von Diabetes betroffen und 20 Millionen dem Risiko ausgesetzt sind. Wurde der Typ-2-Diabetiker früher noch als Altersdiabetiker bezeichnet, erkranken heute zunehmend auch junge Menschen daran. Als Begründung wird angegeben, dass Kinder und Jugendliche immer dicker werden. Aus rein schulmedizinischer Sicht erscheint das auch logisch zu sein, sieht man doch das Krankheitsbild wie folgt:

- Bei Diabetikern ist bereits vor dem Ausbruch der Krankheit eine sogenannte Diabetesneigung angeboren oder sie wird durch bestimmte Umwelteinflüsse erworben. Hierbei wird meist die »falsche Ernährung« als Hauptgrund angeführt.
- Zum Ausbruch der Erkrankung kommt es durch eine »falsche Lebensweise«, also Übergewicht und Bewegungsmangel. Überschreitet ein Mensch durch dieses Fehlverhalten eine bestimmte Grenze, wird der Diabetes ausgelöst. Er entwickelt sich anfangs zum »Prädiabetes«. In einigen Publikationen werden inzwischen für diesen kritischen Punkt sogar genaue Grenzwerte angegeben. So konnte man im Juni 2007 in der bekannten Zeitschrift »Focus« nachlesen, dass es bei Männern mit einem Bauchumfang von mehr als 94 Zentimetern und bei Frauen mit mehr als 80 Zentimetern, gepaart mit weniger als 30 Minuten Bewegung pro Tag, so weit sei. Sie würden an Diabetes erkranken. Über Größe, Statur und andere Körpermerkmale macht man sich keine Gedanken.
- In der Phase des Prädiabetes, die fünf bis sieben Jahre dauert, entwickelt sich eine Insulinempfindlichkeit der Körperzellen. Dies führt zu steigender körpereigener Insulinproduktion in der Bauchspeicheldrüse. Der derart gestiegene und dann permanent hohe Insulinspiegel kann aber nur noch den Blutzuckerspiegel im nüchternen Zustand ausreichend kontrol-

lieren. Bei Nahrungsaufnahme gelingt das nicht mehr, und die Blutzuckerwerte steigen auf Dauer an. Die für die Insulinproduktion wichtigen Betazellen versagen immer mehr.

- Der Ausbruch des Diabetes wird wiederum an bestimmten Messwerten festgemacht. Liegen die Blutzuckerwerte im nüchternen Zustand permanent über 120 mg/dl, exakt wird dies in verschiedenen Publikationen mit mehr als 126 mg/dl angegeben, spricht man medizinisch von Diabetes. Dies lässt sich aber nur direkt im Blut nachweisen.

Die Gefahr liegt in der schleichenden Entwicklung der Krankheit. Die betroffene Person zeigt meist erst Wirkungen, wenn Werte von mehr als 220 mg/dl permanent vorhanden sind. Bei mehr als 600 mg/dl besteht die Gefahr des diabetischen Komas, das hin bis zum Tod führen kann.

Unzureichende Pauschalisierung

Es ist auffällig, dass mit einheitlichen Zahlenwerten argumentiert wird, die keinerlei Rücksicht auf die individuell völlig unterschiedlichen Zustände und Verfassungen der Betroffenen nehmen. Egal, ob groß oder klein, schwer oder leicht, sportlich aktiv oder nicht, psychisch labil oder nicht, für alle Menschen gelten medizinisch erst einmal die gleichen Mess- und Grenzwerte. Diese Pauschalisierung von sogenannten Patientenzuständen zieht sich leider wie ein roter Faden durch die meisten wissenschaftlichen Untersuchungen zum Thema Diabetes. Stets ist es der Schnittwert aus vielen Einzelmessungen, der für solche Werte herhalten muss. Es ist das immer gleiche statistische Problem. Ein armer Schlucker und ein Millionär haben, statistisch gesehen, jeder eine halbe Million, nur nützt dies dem armen Menschen recht wenig.

Mittlerweile gibt es zahlreiche Therapeuten, die ihre Patienten völlig individuell betrachten und entsprechend behandeln. Das erscheint mir als einzig richtiger Weg im Umgang mit dem Diabetes. Das größte Problem ist heutzutage die frühzeitige Erkennung des diabetischen Zustands. Meist bemerkt es der Betroffene zuerst, ohne die anfänglichen Symptome richtig einordnen zu können. Müdigkeit, Schlappheit und ein ständiger Durst sind zwar da, werden aber nur selten als Anzeichen von Diabetes eingestuft.

Erstes Anzeichen: wenn der Mund trocken wird ...

Für die meisten Diabetiker sind es die ersten, oft noch unverstandenen Anzeichen der ausgebrochenen Krankheit: Der Mund wird plötzlich trocken, ohne erkennbaren Grund stellt sich ein starkes Durstgefühl ein, und der gesamte Rachen scheint völlig ausgetrocknet zu sein. Wer zu jenem Zeitpunkt nichts oder nur wenig über die Krankheit weiß, kann diese Symptome natürlich nicht richtig einordnen. Der Betroffene sucht nach anderen Gründen für den Durst und trinkt einfach mehr. Oft wird auch das höhere Lebensalter für die veränderten Lebensumstände angeführt. Nur selten wird wegen dieser ersten Symptome bereits ein Arzt konsultiert. Dieses unbewusste Fehlverhalten von Betroffenen führt in der Praxis dazu, dass Typ-2-Diabetes in den allermeisten Fällen erst recht spät diagnostiziert wird.

Da die Schulmedizin einen Diabetes auch heute noch in die Kategorie »unheilbar« einstuft, wird einer Früherkennung nicht der Stellenwert beigemessen, der nötig wäre. Anders ist es wohl kaum erklärbar, dass trotz eines millionenfach nachgewiesenen Krankheitsbildes bis heute noch keine sinnvollen Früherkennungsprogramme existieren.

Unterhält man sich mit Vertretern alternativer medizinischer Richtungen, bekommt man ein völlig anderes Bild. Bei den meisten dieser Therapeuten stehen präventive Maßnahmen und Früherkennung ganz oben auf der Liste der Therapiegrundlagen. Dies erscheint auch völlig logisch, wenn man die Entstehung der Krankheit etwas genauer betrachtet.

 Wichtig: ein Früherkennungssystem

Wie schädlich ein nicht behandelter Diabetes sich auf den Körper und seine Organe auswirken kann, ist kein Geheimnis. Der bei Diabetes zu hohe Blutzuckerspiegel bereitet oft lange Zeit keinerlei Beschwerden, obwohl bereits erhebliche Folgeschäden an Augen, Nieren, Füßen und dem Herzen entstanden sein können. Das sehen inzwischen auch führende Spezialisten so. Sie fordern deshalb endlich die Einführung eines Früherkennungssystems. So kann zumindest der weitere Krankheitsverlauf positiv beeinflusst werden. Doch die Verantwortlichen im Gesundheitswesen scheinen davon völlig unbeeindruckt zu bleiben. Während bei den meisten Krebserkrankungen inzwischen voll auf die Früherkennung gesetzt wird und Rauchen sowie Übergewicht als Krankheitsrisiken bekämpft werden, bleibt bei Diabetes alles wie gehabt. Diabetiker werden weiterhin in Langzeit therapiert und von den Kassen, Pharmafirmen und der Ärzteschaft »verwaltet«.

Gestörte Glukoseintoleranz

Fakt ist, dass Typ-2-Diabetes mit besonderen körperlichen Veränderungen beginnt. Der Körper verliert seine Fähigkeit, rasch auf einen veränderten Blutzuckerspiegel zu reagieren. Obwohl zu diesem Zeitpunkt noch relativ normale Blutzuckerwerte gemessen werden, ist die Glukosetoleranz bereits gestört. International wird dieser Zustand als IGT (impaired glucose tolerance) bezeichnet. Die Wissenschaft geht davon aus, dass sich bereits

Jahre zuvor eine Insulinresistenz entwickelt hat, was zu einer kontinuierlich steigenden Insulinproduktion führt. Der Organismus versucht, auf diese Art die verringerte Wirkung des Insulins auszugleichen. Diese erhöhte Insulinproduktion steigert aber auch die sogenannte »Ruhesekretionsleistung« für das Insulin. Vereinfacht ausgedrückt: Der permanente Insulinspiegel liegt auf einem sehr hohen Niveau. Doch irgendwann in dieser Spirale wird die Produktionsspitze überschritten. Eine weitere Steigerung durch die Bauchspeicheldrüse ist nicht mehr möglich. Einzelne insulinproduzierende Zellen stellen ihre Tätigkeit ein. Dies führt unweigerlich zu einer Abnahme der Gesamtleistung. Das aktive Stadium des Diabetes beginnt auch ohne einen sogenannten »Prädiabetes«.

Will man einen Diabetes wirklich therapieren, ist das größte Problem die Früherkennung des beginnenden IGT-Stadiums. Wann setzt die Störung der Glukosetoleranz ein und was ist für diesen Vorgang verantwortlich? Hat man irgendwann einmal diesen Zeitpunkt entdeckt und die dafür verantwortlichen Fakten erkannt, wird man in der Lage sein, Diabetes bereits im Entstehungsprozess sinnvoll zu therapieren und letztendlich auch zu heilen. Bis dies aber der Fall ist, sollten Sie als Betroffener selbst darauf achten, den behandelnden Arzt so gut wie möglich über eigene Erkenntnisse zu informieren.

Allgemeinärzte meist nicht auf dem neuesten Wissensstand

Zur Vorbereitung dieses Buches und zur Auffrischung meines eigenen Wissensstands suchte ich drei niedergelassene Ärzte auf. Da ich auf dem Land wohne, wählte ich die Arztpraxen nach dem Zufallsprinzip in umliegenden Orten aus. Um die bestmögliche Behandlung zu bekommen, meldete ich mich überall als Privatpatient an und erhielt auch umgehend meine Wunschtermine. Da ich heute mit meiner eigenen Therapie recht gut eingestellt bin und bei einem Arztbesuch deshalb keine typischen Symptome vorweisen kann, beschloss ich dies für ein paar Tage zu ändern. Ich ließ sowohl Insulin als auch die anderen Mittel weg. Diesen Selbstversuch ist aber nicht empfehlenswert. Ich musste mich danach fast drei Wochen lang wieder neu einstellen, bis sich alles normalisiert hatte.

Bei allen drei Besuchen gab ich die gleichen Gesundheitsprobleme an: trockener Mund, starkes Durstgefühl, allgemeine Schlappheit, hoher Blutdruck bei Anstrengung und Aufregungen. Ich möchte Sie an dieser Stelle nicht mit allen Details der verschiedenen Untersuchungen langweilen. In der Zusammenfassung stellten sich diese Tests wie folgt dar:

- Ein Arzt machte sofort einen Blutzuckertest, die beiden anderen wollten erst die Ergebnisse der bei allen drei Besuchen angeordneten Blut- und Urinuntersuchungen abwarten, ehe sie eine Diagnose stellten.
- Alle drei verordneten mir sofort ein Medikament zur Blutdrucksenkung.
- Bei den Zweitbesuchen kam es zu unterschiedlichen Therapieansätzen. Während der Arzt, der sofort einen Blutzuckertest vornahm, sich voll auf die Therapie des Diabetes konzentrierte, widmeten sich seine Kollegen intensiv dem Bluthochdruck. Sie wollten weitere vorsorgliche Untersuchungen anordnen, die ich dann aber dankend ablehnte.

Das war natürlich kein repräsentativer wissenschaftlicher Test, sondern nur eine eigene Überprüfung, was sich in 15 Jahren bei der Diagnose eines Diabetes in der Praxis geändert hat. Aus meiner Sicht hat sich nicht viel geändert. Auch heute wird in vielen Arztpraxen die Sicht zuerst auf die stärksten Symptome gerichtet, ohne die ganzheitlichen Zusammenhänge eines komplexen Krankheitsbildes wirklich zu erfassen. In meinem Fall war der Bluthochdruck ausschlaggebend. Als medizinisch gefährlichstes Symptom wurde erst einmal eine Senkung eingeleitet. Dies ist in

Fällen von extrem erhöhten Blutdruckwerten sicher wichtig. Da es sich in meinem Fall aber nur um leicht erhöhte Werte handelte, wäre ein genaues Hinterfragen sicher sinnvoller gewesen. Leider gehen aber viele Ärzte nicht intensiv genug auf ihre Patienten und deren Eigenbeobachtung ihrer Symptome ein. Meist ist der Zeitmangel für diese Entwicklung verantwortlich. Als erstaunlich erwies sich aber der Umstand, dass zwei von drei Ärzten meine eigentliche Erkrankung gar nicht erkannten.

Wie vielen anderen Diabetikern mag es heute in unserem Land ebenso ergehen? Ich kann es nicht sagen, doch zeigt sich auch bei diesem kleinen Test erneut, dass viele Allgemeinmediziner mit dem Krankheitsbild auch heute noch völlig überfordert sind.

Keine konsequente leitliniengerechte Therapie

Die Deutsche Diabetes-Gesellschaft (DDG) untersuchte, wie konsequent ihre Praxisleitlinien in der ärztlichen Praxis umgesetzt werden. Im Rahmen des sogenannten DUTY-Registers wurden 59.035 Patienten mit Diabetes vom Typ 1 und 2 von niedergelassenen Allgemeinärzten untersucht. Dabei wurde jeder Arzt gebeten, 20 neue aufeinander folgende Patienten in das Register aufzunehmen. Hierbei spielte es keine Rolle, ob es sich um Patienten mit bereits diagnostiziertem Diabetes oder neu erkannter Erkrankung handelte. Zur Abschlussuntersuchung wurden nach neun Monaten 45.805 Patienten vermerkt. Die daraus gewonnenen Erkenntnisse zeigten, dass zu viele Diabetespatienten keine konsequente leitliniengerechte Therapie kardiovaskulärer Risikofaktoren erfahren. Dementsprechend können auch die Ziele der Leitlinien nur selten erreicht werden. Anscheinend fehlt es bei vielen Ärzten an der wichtigen Weiterbildung und fehlender Akzeptanz neuer Erkenntnisse und Leitlinien. Ein weiterer Grund mag auch sein, dass die für Diabetes typischen erkennbaren Symptome selten allein auftreten und nicht immer gleich mit einem erhöhten Blutzuckerspiegel in Verbindung gebracht werden.

Diabetes mellitus tritt selten allein auf

Sowohl das eigene Erleben als auch zahlreiche Gespräche mit anderen Betroffenen zeigen auf, dass die allgemein verkündete Gesundheitsformel: Bewegungsmangel + falsche Ernährung + Übergewicht = Diabetes mellitus nur auf einen Teil der Erkrankten zutrifft. Es ist zudem nicht immer zutreffend, dass hoher Blutdruck sowie Herz- und Kreislaufprobleme bei Diabetikern stets Folgeerkrankungen des erhöhten Blutzuckerspiegels sind. In vielen Fällen gehen diese Erkrankungen der Diabetes voraus oder treten parallel dazu auf. Sie sind somit Teilbereiche einer Gesamterkrankung des Organismus, die nur selten als solche erkannt und behandelt wird.

Der Diabetiker-Alltag zeigt auf, dass zuerst die gravierenden Symptome behandelt werden. Blutdrucksenker stehen dabei ganz oben auf der Medikamenten-Hitliste. Bewegen sich dann Blutdruck und Kreislauf durch die Tabletten in akzeptablen Messbereichen, werden die anderen Symptome therapiert. Bei dieser allgemein üblichen schrittweisen Symptombekämpfung verringern sich aber die Chancen der Erkennung einer Gesamterkrankung erheblich. In vielen Fällen wird es sogar unmöglich. Dies trifft leider auf die meisten Therapieansätze zu, da die reine Symptombekämpfung einer ganzheitlichen medizinischen Sichtweise von vielen praktizierenden Ärzten immer noch vorgezogen wird. So ergeben sich leider auch bei Analysen sowie statistischen Auswertungen und Studien häufig falsche Erkenntnisse, die dann als wissenschaftliche Ergebnisse veröffentlicht werden.

Stress beeinflusst den Blutzuckerspiegel

Noch vor 20, 30 Jahren war der Begriff der »Managerkrankheit« in aller Munde. Grund hierfür war die statistische Erkenntnis, dass vor allem Männer in führenden Positionen zwischen dem 40. und 60. Lebensjahr einem erhöhten Herzinfarktrisiko unterliegen. Da Stress als größter Risikofaktor für den Herzinfarkt gilt, war die Berufsgruppe der Manager namensgebend für den Krankheitsbegriff. Neuere Untersuchungen zeigen, dass man beim Herzinfarktrisiko inzwischen von einer allgemein auftretenden Stresserkrankung ausgehen kann, die sich nicht auf eine bestimmte Berufsgruppe bezieht. Das sogenannte Burn-out-Syndrom ist längst nicht mehr die typische Managerkrankheit der Unternehmer mit ihrer unbelehrbaren Überarbeitung und Grausamkeit gegen sich selbst. Heutzutage sind wesentlich mehr Arbeiter als Manager von dieser Gefahr betroffen. So zeigte eine Studie an der Universität Düsseldorf, dass in einem Zeitraum von zehn Jahren sechs Prozent der Arbeiter zwischen 40 und 60 Jahren einen Herzinfarkt erlitten oder starben, aber nur drei Prozent der Führungskräfte. In anderen Studien wurde nachgewiesen, dass sich das Herzinfarktrisiko von Arbeitslosen deutlich erhöht hat. Die hauptsächlichen Gründe für die Entwicklung werden im rapiden Anstieg der allgemeinen negativen Stressbelastung gesehen. Nicht einzeln auftretende hektische Situationen sind problematisch, sondern langfristig steigende Belastungen im psychosozialen Umfeld. Vor allem der Arbeitsbereich bereitet vielen Menschen heutzutage große Probleme. Die Angst, den Arbeitsplatz zu verlieren, Existenzängste, Mobbing, begrenzte Aufstiegschancen, sinkende Realeinkommen sowie permanent steigende Lebensunterhaltskosten erzeugen ein immer stärker werdendes Stressempfinden. Auch die täglichen Nachrichten über Terrorgefahren, Kriegsentwicklungen, Naturkatastrophen und den Klimawandel erzeugen wachsende Ängste, die den emotionalen Druck weiter erhöhen.

Wie sehr Stress und andere Emotionen auf den Blutzuckerspiegel eines Menschen einwirken können, werde ich später noch genauer erläutern. Fakt ist aber, dass diese Erkenntnis nur wenigen praktischen Ärzten wichtig erscheint. Sollte ich mich bei dieser Aussage irren, war ich wohl stets bei »Unwissenden« in Behandlung. Mich hat jedenfalls bis heute noch kein einziger Arzt von sich aus auf diesen äußerst wichtigen Aspekt angesprochen. Auch auf die sich daraus im täglichen Umgang mit den Blutzucker-messungen ergebenden Differenzen hat mich bisher niemand hingewiesen. Gleiches haben mir viele andere Diabetiker bestä-tigt. Nur etwa zwei von zehn wurden von ihren Hausärzten auf diesem Gebiet einigermaßen aufgeklärt.

Man muss also davon ausgehen, dass Diabetes immer mit ande-ren hormonellen Problemen, aber auch mit besonderen psy-chischen Situationen einhergeht. Deshalb müssen auch diese As-pekte bei jeder Diagnose und vor allem bei der Erstellung einer Therapie unbedingt berücksichtigt werden.

Besser: Insulin statt Sulfonylharnstoffe

Die von vielen praktischen Ärzten verordneten Medikamente zur produktiven Anregung der Bauchspeicheldrüse sind nicht unbedingt der beste Therapieansatz. Die sogenannten Sulfonyl-harnstoffe regen die noch funktionsfähigen Zellen der Bauch-speicheldrüse zur vermehrten Bildung von Insulin an. Sie »quet-schen« sozusagen das Letzte aus ihnen heraus. Wie wir aber inzwischen wissen, führt eine Überproduktion dazu, dass immer mehr insulinproduzierende Zellen überfordert werden und dann ihre Tätigkeit völlig einstellen. Durch die zusätzliche medika-mentöse Anregung der noch verbliebenen funktionsfähigen Zel-len werden diese letztendlich in den »Überproduktionstod« ge-trieben. Viele Fachmediziner in Europa, Nordamerika, Japan und China sind inzwischen der Meinung, dass man stattdessen wesentlich eher mit der Verabreichung leichter Insulinzugaben beginnen sollte. Auf diese Art werden die noch intakten Zellen deutlich entlastet und können sich wieder erholen. Dieser Ge-dankenansatz ist wesentlich logischer und sinnvoller als das »Ausquetschen«. Leider ist in unserem Land die Therapie mit Sulfonylharnstoffen noch weit verbreitet. Typische Vertreter die-ser Präparate sind Glibenclamid und Glimepirid.

Der Diabetikeralltag zeigt, dass selbst dann, wenn die Sulfonyl-harnstoffe nicht zum gewünschten Ergebnis führen, nicht um-gehend auf Insulin umgestellt wird. Fragen dann Ärzte bei ihren Fachpublikationen nach, werden meist Medikamentenkombina-tionen empfohlen, wie man online überall nachlesen kann, etwa die Kombination von Sulfonylharnstoffen und Biguaniden. Bi-guanide sind Mittel, die ebenfalls die Zuckeraufnahme hemmen, aber auch blutzuckersenkend wirken. Sie fördern die Glukose-aufnahme in die Muskelzellen. Bekanntester Wirkstoff dieser Gruppe ist das Metformin. Reicht das immer noch nicht aus, wer-den zusätzlich noch sogenannte Insulinsensitizer empfohlen. Diese relativ neue Klasse von Medikamenten wird in Fachkrei-sen auch als Glitazone bezeichnet. Sie wirken hauptsächlich auf die Zellen der Muskeln, des Fettgewebes und der Leber, also dort, wo der Blutzucker aufgenommen werden soll. Sie wirken direkt auf die Insulinresistenz und sind erst seit 2003 von der Europäi-schen Union für Europa zugelassen. Vor allem bei stark überge-wichtigen Patienten werden diese Sensitizer inzwischen gern zu-sätzlich zur bereits bestehenden medikamentösen Therapie verschrieben. Sie sollen im Nebeneffekt auch das Gewicht etwas senken.

Wenn Medikamente ein Eigenleben entwickeln ...

Gerade das Übergewicht vieler Diabetiker ist aber ein Punkt, der etwas genauer erforscht werden sollte, ehe man bedenkenlos Standardtherapien verordnet. In den ersten Jahren meiner Dia-betikerlaufbahn konnte ich zu meiner Überraschung feststellen, dass ich ständig zunahm. Trotz genügend Bewegung, körperlich anstrengender Tätigkeit und Ernährungsumstellung wuchs mein Bauchumfang. Zu jenem Zeitpunkt nahm ich, wie bereits er-wähnt, sieben Tabletten täglich ein. Diese spezielle Kombination aus Blutdrucksenker, Betablocker, Sulfonylharnstoff und Biguaniden entwickelte in meinem Körper im Laufe der Zeit ein Eigenleben, das ich anfänglich nicht einordnen konnte. Mein Arzt allerdings auch nicht. Meiner Familie fielen nach etwa zwei Jahren die Veränderungen zuerst auf. Nicht nur, dass ich an Gewicht und Umfang zunahm, ich wurde auch immer lustloser, bekam Gelenkschmerzen und wurde anfällig für die verschiedensten Allergien. Auch das Sexualleben ließ merklich nach, die Lust schwand immer mehr. Ich selbst erkannte körperliche Veränderungen erst, als meine Augen schlechter wurden. Über Nacht konnte ich plötzlich die Tageszeitung nicht mehr lesen. Die Buchstaben stellten sich mir nur noch als unregelmäßiger dunkler Strich dar. Nur die Überschriften waren noch lesbar. Als ich einen Augenarzt aufsuchte und ihm von meinem Diabetes erzählte, nickte er nur und verschrieb mir eine Lesebrille. Seine lapidare Erklärung: »Das ist bei Diabetes nun mal so und wird wohl noch schlechter werden.« Zu meinem Glück hatte er unrecht. Zwar benötige ich bis heute eine Lesebrille, doch diese hat noch die gleiche niedrige Dioptrienzahl wie vor mehr als zehn Jahren. Mein Augenlicht ist nicht schlechter geworden, obwohl meine Blutzuckerwerte sich über Jahre hinweg steigerten, ehe ich sie wieder einigermaßen in den Griff bekam.

Die meisten dieser schleichenden Veränderungen in den ersten Jahren waren meines Erachtens Ergebnisse der zahlreichen Neben- und Wechselwirkungen der unterschiedlichen Medikamente, die ich täglich zu mir nahm. Hinzu kamen dann weitere Gewichtszunahmen und Gelenkprobleme, als ich zu den Medikamenten dann auch noch Insulin spritzen musste, weil die Präparate allein nicht mehr ausreichten. Zu jener Zeit musste ich aber bereits so hohe Dosen injizieren, dass auch die Nebenwirkungen des Insulins rasch bemerkbar wurden. So brachte ich es bis zum Jahr 2001 auf 40 Kilogramm Übergewicht, starke Hautprobleme und erste Nervenschäden an den Zehen. Dies alles, obwohl ich mich diabetikergerecht ernährte, genügend bewegte, alle Tabletten nahm und Insulin spritzte!

Eine Besserung trat erst ein, als ich die Medikamente selbstständig reduzierte, ebenso die Insulinzugaben in kleineren Dosen
über den gesamten Tag verteilte und einige zusätzliche Maßnahmen ergriff, über die später noch berichtet wird. Für mich persönlich und meine eigene Diabetesentwicklung steht fest, dass
eine andere als die reine Medikamententherapie zu Beginn meiner Krankheit wesentlich sinnvoller gewesen wäre.

Verordnete Arzneien können sich gegenseitig aufheben

Ein weiteres Risiko der Kombitherapie mit mehreren Medikamenten liegt in den Wechselwirkungen, die in vielen Fällen nicht
erkannt werden. Mir selbst wurde dieses Risiko erst bewusst, als
ich Ende 2001 mit meiner Familie aus dem Norden der Republik
in den Südwesten umsiedelte. Ein neuer Wohnort bedeutet für
einen Betroffenen auch neue Ärzte und andere Apotheker. Um
die Therapie, der ich zu jenem Zeitpunkt wegen der Erfahrung
mit dem Präparat gegen die »kribbelnden Zehen« nur noch bedingt traute, nicht unnötig zu unterbrechen, legte ich dem neuen
Arzt bei meinem ersten Besuch ein Rezept seines Vorgängers vor.
Die Mimik des Mannes verriet mir, dass er mit dieser Zusammenstellung nicht ganz einverstanden war. Zwar verschrieb er
mir die Medikamente, doch ordnete er parallel neue Blutunter-
suchungen an. Er hatte andere Vorstellungen und wollte mir
nicht glauben, dass ich mich richtig und meiner Krankheit entsprechend ernährte. Das deutlich sichtbare Übergewicht störte
ihn wohl.
Als ich dann mit diesem Rezept erstmals die für mich neue Apotheke betrat, fiel mir auch dort die fragende Mimik des Apothekers auf. Er schien sich über die Zusammensetzung der Medikamente ebenso zu wundern, doch übergab er mir die Präparate
kommentarlos. Erst einige Besuche später, als wir uns etwas besser kannten, erklärte er mir, dass er sich über diese Kombination

gewundert hatte. Zwei der Präparate hätten Wirkstoffe, die sich teilweise gegenseitig aufheben würden. Somit erschien ihm eines davon recht sinnlos. Heute sind beide Mittel nicht mehr im Handel, doch damals war ich bestürzt. Hatte ich doch mehr als acht Jahre lang zwei Mittel eingenommen, die sich gegenseitig in ihren Wirkungen reduzierten, was aber nicht auf die Nebenwirkungen zutraf.

Ein guter Ansprechpartner: der Apotheker

Es ist unmöglich, alle Neben-, Wechsel- und Querwirkungen aller Medikamentenkombinationen über längere Einnahmezeiträume hinweg zu ermitteln. Da auch noch psychische und hormonelle Veränderungen mit einwirken, wird jeder Mensch andere Wirkungen verspüren oder erleben. Dennoch weiß man inzwischen sehr viel über das Zusammenspiel verschiedener Wirkstoffe. Leider wird dieses Wissen nicht immer in die Praxis umgesetzt.

Ich rate deshalb jedem Diabetiker, der mit Medikamenten therapiert wird, sich in seiner Apotheke genau über Neben- und Wechselwirkungen der verordneten Arzneien zu erkundigen. Dies gilt auch für Kombinationen mit alternativen Präparaten oder Ergänzungen. Meiner Meinung nach sind Apotheker durch ein umfassendes Pharmaziestudium auf diesem Gebiet wesentlich besser informiert als viele Ärzte. Diese verlassen sich inzwischen leider viel zu oft auf die Aussagen ihrer Computer. Hinzu kommt, dass Apotheker täglich die Rezepte fast aller niedergelassenen Ärzte ihrer Region in den Händen halten. Die dazugehörigen Patienten sehen Sie meist häufiger als der Arzt selbst. So können sie viele Therapieverläufe und Probleme chronisch Kranker direkt miterleben. Sollte man Ihre diesbezüglichen Fragen nicht beantworten können oder wollen, wechseln Sie zu einer anderen Apotheke. Zu einem guten Therapieverlauf gehört neben einem Therapeuten des Vertrauens auch eine Apotheke, der Sie vertrauen können.

Ganzheitlich: der beste **Diagnose-**

und **Therapieweg**

Diabetes-mellitus-Typ-2 wird gern und häufig als Wohlstandserkrankung eingestuft, an der Betroffene selbst nicht unschuldig
sind. Übergewicht und Bewegungsmangel – als Hauptrisikofak-
toren für die Krankheit propagiert – werden nach wissenschaftlichen Untersuchungen in den nächsten 20 Jahren weltweit zu
einer wahren Diabetesepidemie führen. Doch ist wirklich immer
nur die Lebensweise der Diabetiker schuld, wie Schulmediziner
feststellen? Ganzheitliche Therapeuten, die nicht nur einen star-
ren Blick auf die Krankheitssymptome werfen, bezweifeln das
und gehen individuell auf den Patienten ein.

Diabetes – eine Wohlstandserkrankung?

Zahlen aus dem Jahr 2007 zeigen, dass die schlichte Feststellung,
Übergewicht, falsche Nahrungsmittel und Bewegungsmangel
seien in erster Linie für die rasche Zunahme des Diabetes verantwortlich, völlig an der Realität vorbeigeht. Diesen Schluss lassen jedenfalls die Ergebnisse der Internationalen Diabetes-Fede-
ration (IDF) zu, die auf der Basis aller weltweit vorhandenen
Daten ein Zukunftsszenario bis zum Jahr 2025 erstellte. Nach
dieser Hochrechnung wird sich die Zahl der Diabetiker weltweit
von derzeit 246 Millionen auf 380 Millionen erhöhen. Besonders
auffällig ist hierbei der völlig unterschiedliche prozentuale Anstieg in den verschiedenen Teilen der Welt.
Laut IDF werden bis 2025 in Europa 21 und in Nordamerika
43 Prozent und mehr Menschen an Diabetes erkranken. Da es sich
hierbei auch um Staaten handelt, in denen die meisten Dicken
leben, ist das im Hinblick auf die Risikofaktoren nur logisch. Liest
man den Bericht allerdings weiter, kommt Verblüffendes heraus.
So werden nämlich weitaus höhere Zuwächse für den Rest der
Welt vorausgesagt. Für Südostasien etwa wird eine Steigerung um
73 Prozent prophezeit, für West- und Südafrika 80 Prozent, für
das östliche Mittelmeer und den Mittleren Osten 81 Prozent und
für Mittel- und Südamerika sogar 102 Prozent! Nach dieser Ver-

öffentlichung wird sich die Zahl der Diabetiker vor allem in den armen Ländern dieser Welt wesentlich stärker erhöhen als in den »fetten« Industriestaaten. Auch wenn man dieses Zahlenwerk einmal wertfrei und unvoreingenommen betrachtet, klingen die Aussagen schon etwas merkwürdig. Wenn also prozentual mehr Menschen in den Ländern mit Unterernährung erkranken, in denen die Kinder nicht von klein auf den ganzen Tag am Computer oder vor dem Fernseher hocken, so wie bei uns, widerspricht das komplett der These einer Wohlstandserkrankung. Solche Aussagen unterstützen vielmehr die Erkenntnisse ganzheitlicher Therapeuten, die wesentlich mehr Gründe als die bekannten Risikofaktoren für den Ausbruch eines Diabetes verantwortlich machen. Vor allem psychische Situationen und hormonelle Veränderungen werden hier angeführt.

Die große Welt der Gefühle

Aus eigener Erfahrung weiß ich, dass Situationen mit starken hormonellen Wirkungen den Blutzuckerspiegel direkt und sehr rasch beeinflussen können. Ich habe in den vergangenen Jahren immer wieder erlebt, dass ich an Tagen, an denen ich wenig gegessen und mich viel bewegt habe, besonders hohe Blutzuckerwerte gemessen habe. Dies jedoch nur dann, wenn ich starkem psychischen Stress ausgesetzt war. Vor allem in negativen Stressphasen steigt mein Blutzuckerspiegel rasch und besonders hoch an. Darauf habe ich mich inzwischen aber gut eingestellt, weil ich es weiß. Wie viele Diabetiker haben aber davon keine Ahnung und wie viele behandelnde Ärzte machen sich darüber Gedanken?

Als ich mit meinen Problemen vor einigen Jahren erstmals einen ganzheitlich tätigen Heilpraktiker aufsuchte, wurden das große Feld der Gefühle, das soziale Umfeld und andere biopsychosoziale Aspekte ausführlich besprochen und bei der Anamnese sehr intensiv abgefragt. Dies alles bezog der Heilpraktiker dann in seine Diagnose-Überlegungen ein. Bis heute habe ich das bei keinem der von mir aufgesuchten reinen Schulmediziner auch nur im Ansatz erlebt.

Vor allem für Insulin abhängige Diabetiker, die ihre Insulin-Zugaben meist nur auf die Broteinheiten ihrer Ernährung abstimmen, ist dieses Wissen aber besonders wichtig. Wenn ich heute vor einem wichtigen »stressigen« Termin stehe, erhöhe ich vorsichtshalber die zu spritzende Insulinmenge um etwa 15 Prozent. So entgehe ich unnötigen, Stress bedingten Zuckerspitzen. Diesen »Stresswert« muss aber jeder Diabetiker für sich selbst ermitteln.

Das Zauberwort: META-Medizin

Einige wichtige Hinweise auf die ganzheitlichen Zusammenhänge bei Diabetes erhielt ich 2005 von einem führenden META-Mediziner, der in den USA praktiziert und in Europa unterrichtet. Bei der META-Medizin handelt es sich nicht um eine neue Therapieform, sondern um eine übergeordnete ganzheitliche Sichtweise bei allen Krankheitszuständen.

Die Problematik der richtigen Diagnose liegt bei den meisten medizinischen Spezialisten in ihrer sehr guten Fachausbildung. Das erscheint auf den ersten Blick recht paradox, wird aber verständlich, wenn man darüber nachdenkt. Die Ausbildung von Fachärzten ist heute so intensiv auf die jeweilige Fachrichtung bezogen, dass der medizinisch wichtige Gesamtüberblick aller Zusammenhänge einer Erkrankung dabei verloren gehen muss. Alle Gedanken eines Spezialisten kreisen naturgemäß in den von der Fachrichtung vorgegebenen Bahnen. Für ein und dieselbe Krankheit werden einmal ein Virus, dann wieder Pilze, Umwelttoxine, die falsche Ernährung oder genetische Probleme verantwortlich gemacht. Die unterschiedlichen Diagnoseansätze richten sich nach den fachlichen Orientierungen und Ausbildungen des jeweils Untersuchenden. Das gilt nicht nur für Schulmediziner, sondern auch für einige alternative Therapeuten.

Das Zauberwort für eine umfassende und zutreffende Diagnose heißt »ganzheitlich« oder, genauer gesagt, eine »ganzheitlich biologische Sichtweise«. Diese propagiert die META-Medizin seit einigen Jahren. Ausgehend von der Erkenntnis, dass die kompletten Ursachen und Auslöser einer Krankheit vielfältig sein können, lassen sich diese nur schwer in bestimmte Schemata einordnen. Dies macht aber die Schulmedizin mit nahezu allen Krankheitsbildern.

Der menschliche Körper funktioniert wie ein Computer

Zum besseren Verständnis der ganzheitlichen Sichtweise erklärte mir der META-Mediziner die Zusammenhänge im Körper anhand eines Beispiels. Er verglich den menschlichen Körper mit einem Computer, wie er inzwischen in den meisten Haushalten anzutreffen ist. Ähnlich wie dieser Rechner ist auch unser Organismus aufgebaut. Er verfügt über Hard- und Software.

Das Kernstück eines jeden Computers ist der Prozessor, bei uns ist es das Herz. Das Gehirn entspricht der Festplatte, unsere Haut mit ihren Öffnungen und Andockpunkten dem Gehäuse. Die inneren Organe sind die verschiedenen Steckkarten für die unterschiedlichsten Funktionen. Alles zusammen bildet dann eine funktionelle Einheit, die von einer permanenten Energiezufuhr angetrieben wird. Beim Computer ist es der elektrische Strom. Der Körper benötigt Nahrung und Flüssigkeit, Mineralstoffe, Vitamine und Enzyme als Antriebsenergie. Dies alles kann aber nur in Bewegung gesetzt werden und auf Dauer funktionieren, wenn eine Software für den Betrieb und die Steuerung vorhanden ist.

Ähnlich wie beim Computer gibt es auch in unserem Organismus ein eigenes Betriebssystem und mehrere verschiedene Softwareprogramme. Unser körpereigenes Betriebssystem ist die menschliche DNA. Unsere Funktionen und Organe werden von den jeweils zuständigen Programmen gesteuert. Hierzu werden im Körper chemoelektrische Impulse tätig, die von Hormonen und Botenstoffen (Neurotransmittern) ausgelöst und kontrolliert werden. Unsere Körper-Software benötigt natürlich auch Befehle und andere Informationen, um sinnvoll agieren zu können. Dafür sind beim Menschen das Sehen, Hören und Fühlen ebenso verantwortlich wie Gedanken und Gefühle.

Sind sowohl Hard- als auch Software fehlerfrei und ist die Energieversorgung ausgewogen – für den Menschen bedeutet das sinnvolle Ernährung gepaart mit ausreichend Bewegung –, funktioniert alles problemlos.

Wenn es zu Fehlschaltungen kommt ...

Doch Mangel oder Überschuss macht sich auf Dauer negativ bemerkbar. Hinzu kommt auch noch der Alterungsprozess, dem sowohl Mensch als auch Maschine unterliegen. Es treten die ersten Probleme auf. Dringen dann auch noch unerkannte Viren von außen ein, kommt es zu ersten Ausfällen. Der Computer bekommt Festplatten- und Startprobleme, der Mensch wird krank. In der Software kommt es zu ernsthaften Fehlschaltungen, die hin bis zum Totalausfall führen können. Diese auf den Menschen bezogene Sichtweise erkennen inzwischen immer mehr Schulmediziner an.

Daraus ergeben sich aber auch wichtige logische Fragen:

- Wie kommt es zu den organischen Softwarefehlern?
- Welche Impulse lösen sie aus?
- Warum vermehren sich plötzlich Zellen und andere werden abgebaut?
- Warum lassen Organfunktionen bei einem Menschen plötzlich nach und bei anderen nicht?
- Warum wird ein bestimmter Virus zum jetzigen Zeitpunkt aktiv, während ein anderer inaktiv bleibt?
- Wie wirken Gefühle, Gedanken, Erinnerungen und emotionale Reize hierbei mit?
- Und als wichtigste Frage: Welche zentrale Kraft ordnet und leitet letztendlich unser gesamtes Körpersystem?

Bedenkt man diesen allgemein verständlichen Vergleich einmal in seiner Gesamtheit und überlegt sich die wichtigen Fragen genau, wird auch dem medizinischen Laien klar, dass für eine Erkrankung mehr Fakten als nur die rein biologischen Abläufe verantwortlich sein müssen. Diese Erkenntnis ist die Basis vieler alternativ orientierter Diagnose- und Therapieformen, vor allem dann, wenn es sich um ganzheitlich ausgerichtete Diagnostiker handelt, die diesen Begriff auch aktiv in die Praxis umsetzen. Nur solche Therapeuten sind in letzter Konsequenz auch in der Lage, alle Aspekte zu berücksichtigen, die sich bereits im Vorfeld eines Diabetes abspielen. Hier sind den rein schulmedizinisch ausgerichteten Medizinern deutliche Grenzen gesetzt.

Zum Glück vieler Patienten orientieren sich inzwischen aber immer mehr Ärzte in die ganzheitliche Richtung. Die Zahlen der niedergelassenen Mediziner, die sich auch komplementären und alternativen Richtungen zuwenden, steigen in unserem Land permanent an. Leider gilt die ganzheitliche Sichtweise nicht für die immer eifriger auftretenden Ernährungsberater, die auch heute nur die Inhaltsstoffe sehen und nicht all die anderen Substanzen, die sich inzwischen in unserer Nahrung tummeln.

Tickende Zeitbombe: die Ernährung

Nach meiner persönlichen Einschätzung beginnt die Hormonstörung, die später zum Diabetes führt, bereits wesentlich früher als bisher angenommen. Mir ist leider nicht bekannt, welche Faktoren zusammentreffen müssen, um die Krankheit ausbrechen zu lassen. Da geht es mir wie den meisten Wissenschaftlern. Nach umfangreichen Recherchen und zahlreichen Gesprächen mit Betroffenen gehe ich inzwischen jedoch davon aus, dass bestimmte Kombinationen wie ein Zeitzünder agieren. Hierbei handelt es sich aber nicht um Nahrungsmittel-Kombinationen oder bestimmte Speisefolgen. Die Rede ist von Umständen und Ereignissen, die unser gesamtes Leben betreffen.

Die Veranlagung, an Diabetes zu erkranken, steckt mehr oder weniger in allen Menschen. Entwickeln sich nun über Jahre hinweg bestimmte Kombinationen aus hormonellen, psychischen und ernährungsbedingten Faktoren, setzt ein Störungsprozess ein. Wirkt man diesem nicht rechtzeitig entgegen, führt dies in der Folgezeit letztendlich zur Diabeteserkrankung. Wie aber soll man ein Gesundheitsproblem gezielt im Entwicklungsstadium bekämpfen, wenn man es gar nicht erkennt? Hier setzt die große Problematik der rein schulmedizinisch ausgerichteten Wissenschaft ein. Die bisherigen Untersuchungen und Studien widmen sich meist den rein biologischen Vorgängen im Organismus, die medizinisch relevant sind. Dies gilt auch für den Bereich der Ernährung. Vitamine, Kalorien, Fette, Aminosäuren und Mineralstoffe stehen im Fokus der Ernährungswissenschaft.

Zusatzstoffe und Co.

Kaum jemand in unserem Land redet offen über die versteckten Langzeitgefahren in unseren Lebensmitteln. Damit meine ich nicht Gammelfleisch oder alle anderen Probleme mit dem Fleisch von Nutztieren. Die Rede ist von Denaturierung, chemischer Konservierung, Zusätzen aller Art, Geschmacksstoffen, Pestiziden und all den anderen unsichtbaren Stoffen, die wir mit jedem Bissen herunterschlucken. Seit einigen Jahren kommt auch noch die Genmanipulation hinzu, ganz zu schweigen von den Inhaltsstoffen vieler Fast-Food-Mahlzeiten.

Zwar sind die gängigen Lebensmittelzusätze auf ihr gesundheitliches Gefährdungspotenzial hin untersucht, doch wer weiß genau über die Kombi- und Wechselwirkungen dieser Substanzen Bescheid? Seit Jahren fällt auf, dass die Grenzwerte von den Verantwortlichen in der Politik ständig höher geschraubt werden. Geht man etwa davon aus, dass unser Körper durch die permanent steigende Belastung auch resistenter wird? Oder sollte es sich hierbei etwa um gut funktionierende Lobbytätigkeit handeln? Wir werden es wohl nie erfahren, aber die Auswirkungen dieser Permanentbelastung mit allen nur erdenklichen Stoffen zeigen sich deutlich. Die explosionsartige Zunahme von Allergien und chronischen Krankheitsbildern läuft parallel zu dieser steigenden Belastung des Organismus mit zahlreichen Toxinen. Gleiches gilt auch für die »Diabetes-Epidemie«, in der wir unzweifelhaft stecken.

Es ist also nicht nur von Bedeutung, wie viel wir essen und wie sich unsere Mahlzeiten zusammensetzen, sondern was wir versteckt zu uns nehmen. Die seit Jahrzehnten steigende Belastung unseres Organismus mit Chemikalien und die steigende Umweltbelastung im Alltagsleben spielen eine weitaus größere Rolle bei der Entstehung von Diabetes als bisher angenommen. Führt man sich dann noch die möglichen Wechselwirkungen dieser Chemikalien mit den Wirkstoffen von Medikamenten vor Augen, wird die undurchsichtige Komplexität dieses Problems erst erkennbar.

Alles Bio oder etwa nicht?

Wer der Meinung ist, das Bio-Siegel schütze vor Schadstoffen, wird rasch eines Besseren belehrt. Die in den vergangenen Jahren stark gestiegene Nachfrage nach Bioprodukten hat dazu geführt, dass die Produktion in unserem Land schon lange nicht mehr ausreicht, um den Bedarf zu decken. Viele Öko-Lebensmittel werden mittlerweile aus Indien und China eingeführt. Wenn Sie bedenken, dass Sie den Herstellungsprozess dort überhaupt nicht beurteilen können, wird Ihnen klar, dass Bio schon lange nicht mehr Bio bedeutet. Wir wissen, dass in China auch heute noch unkontrolliert Pestizide versprüht werden, die bei uns bereits seit 40 Jahren verboten sind. Ähnliches gilt auch für Vietnam, Indien und Pakistan, die den Markt mit Bioprodukten beliefern.

Als sich unsere Eltern und Großeltern noch mit Lebensmitteln aus der unmittelbaren Region oder dem Selbstanbau ernährten, waren die Mahlzeiten zwar nicht so vielfältig wie heute, aber mit Sicherheit wesentlich gesünder. Es ist kein Zufall, dass gerade diese Menschen heute zum Problem für die Sozialkassen werden, weil sie besonders lange leben. Sie haben sich in den ersten zwei oder drei Jahrzehnten ihres Lebens noch mit naturreinen und deshalb besonders gesunden Nahrungsmitteln ernährt. Was wir heutzutage alles essen, wissen weder die Fleisch- oder Gemüseverkäufer an den Ladentheken noch die Großhändler. Es muss möglichst billig sein, denn »Geiz ist ja so geil«, wie uns die Werbung erklärt. Dass Geiz aber auch die Seele krank macht, wird einfach ignoriert, und dass er inzwischen ebenso den Körper schädigt, wird gar nicht erst bedacht. Obwohl uns die Geschichte gezeigt hat, wie wichtig die Inhaltsstoffe der täglichen Nahrung sind, wird dieser Aspekt schlichtweg ignoriert.

 Tödlicher Ernährungsfehler

Als die Briten im 19. Jahrhundert Indien zur Kolonie gemacht hatten, ordnete die Verwaltung an, dass der Reis nur noch poliert verkauft werden sollte, weil der weiße Reis schöner aussah und dies den Briten besser gefiel. Obwohl die Inder noch ebenso viel Reis aßen wie zuvor, kam es zu mehreren großen Beri-Beri-Epidemien mit zahlreichen Toten. Was war geschehen? Beri-Beri ist eine typische Mangelerkrankung. Sie tritt bei Vitamin-B_1-Mangel auf. Wird das Vitamin nicht in ausreichender Menge zugeführt und kommt auch noch Mineralstoffmangel hinzu, verläuft diese Krankheit sogar tödlich. Da aber fast alle Vitamine und Mineralstoffe in der Schale des Reiskorns stecken, ist die polierte Variante nahezu wertlos. Der Organismus der Inder war über die Jahrtausende hinweg auf diese regelmäßige Zufuhr von Vitamin B_1 eingestellt, die durch das Schälen plötzlich und ersatzlos wegfiel. Ein tödlicher Ernährungsfehler, der heutzutage auf zahlreiche andere, vor Jahrzehnten noch als besonders gesund deklarierte Nahrungsmittel ebenso anzuwenden ist.

Besser Produkte aus der Region

In meiner Kindheit riet mir meine Mutter immer, die Schale eines Apfels mitzuessen. »Da stecken die Vitamine drin«, sagte sie wissend. Meinem Sohn muss ich heute raten, einen Apfel lieber zu schälen, wenn er nicht vom eigenen Baum oder vom Obstbauern aus der Region kommt. Woher sollen wir wissen, welche Umwelttoxine durch sauren Regen oder welche Pestizide sich darauf angesammelt haben? Es reicht also nicht aus, wenn die Ernährungsfachleute uns zu weniger Fleisch raten und stattdessen mehr Obst und Gemüse empfehlen. Es ist ebenso wichtig, auf die Qualität und Naturreinheit der Nahrungsmittel zu achten. Doch das ist für viele Menschen nicht so einfach. Die Informations- und Einkaufspolitik vieler Supermarktketten dienen in erster Linie der eigenen Gewinnmaximierung. Die Gesundheit der Kunden ist zweitrangig. Vor allem Sie als Diabetiker sind hier aufgerufen, möglichst viel Eigeninitiative beim Einkauf zu entwickeln. Für viele Betroffene bedeutet das, ihren gewohnten Lebensablauf von Grund auf zu verändern.

Gesamte Lebensweise überdenken und umstellen

Wer aktiv seinen Diabetes bekämpfen will, schafft dies nicht mit ein paar anderen Nahrungsmitteln und einer Stunde Bewegung am Tag. Auch wenn dies in vielen Medien oft so dargestellt wird. Als Diabetiker müssen Sie Ihre gesamte Lebensweise auf diese Krankheit hin neu einstellen. Und nicht nur das: Sie müssen vieles mehr beachten als zuvor.

»Innerliche Umstellung« nach der Diagnose

Es hat fast acht Jahre gedauert, bis ich das kapiert hatte und erkannte, dass ich mich auch »innerlich umstellen« muss. Eine andere Lebensweise – sowohl im privaten als auch im beruflichen Leben – ist erforderlich, wollen Sie nicht überall auf die gleichen negativen Vorurteile stoßen. Es gehört inzwischen überall in unserer Gesellschaft zum »wissenschaftlich untermauerten Allgemeinwissen«, dass Typ-2-Diabetiker selbst die Schuld an ihrer Erkrankung tragen, weil sie faul und dick sind. Die gebetsmühlenartigen Veröffentlichungen über die immer gleichen Risikofaktoren, Aussagen aller möglicher medizinischer Fachleute und cleverer PR-Teams der Pharmakonzerne untermauern die dazugehörigen Vorurteile täglich neu. Bezeichnend ist, dass fast alle diese schlauen Menschen selbst nicht von Diabetes betroffen sind und somit über keinerlei eigene praktische Erfahrung verfügen. Dies trifft leider auch auf viele Aussagen eifriger Ernährungsspezialisten und ihre Publikationen zu.

Dick ist nicht gleich dick

Vor allem die Statements, dass Übergewicht ausschließlich auf zu viele Kalorien und zu wenig Bewegung zurückzuführen sei, stinken zum Himmel. Es trifft zwar auf die meisten Übergewichtigen zu, doch eben nicht auf alle. Es gibt Tausende von Menschen, die trotz gesunder Ernährung und regelmäßiger sportlicher Betätigung ein vorgegebenes Idealgewicht ihr Leben lang nicht erreichen. Auch sie werden weiterhin in der Statistik der selbst verschuldeten Dicken geführt. Andere wiederum können essen, was sie wollen, und als Bewegungsmuffel ihr Leben fristen und nehmen dennoch kein Gramm zu. Sie werden dann zur Rubrik der gesund lebenden Schlanken gezählt, obwohl das ebenso falsch ist.

So ein permanent schlank bleibender Typ ist z. B. meine Ehefrau. Seit nunmehr 30 Jahren leben wir zusammen, und sie hat noch heute das gleiche Gewicht und dieselbe Kleidergröße wie am Tag unseres Kennenlernens. Sie ist der unsportlichste Mensch, den ich je kennengelernt habe, isst täglich die gleichen Mengen wie ich und nascht zusätzlich noch Unmengen von Schokolade, Kuchen und Eis. Am liebsten mag sie Vanilleeis mit heißen Himbeeren, und das nach einer kompletten Mahlzeit. Würde ich dauernd diese Kalorienberge zu mir nehmen, wäre ich inzwischen bestimmt in die Riege der Menschen mit mehr als 200 Kilogramm Lebendgewicht aufgenommen worden.

In unserem Bekanntenkreis gibt es einen ähnlichen Fall. Es handelt sich dabei um drei Brüder, die alle körperlich hart arbeiten. Zwei von ihnen haben deutlich sichtbares Übergewicht. Der Jüngste aber ist und bleibt schlank und rank, obwohl er jeden Tag mehr als seine Brüder isst. Das ist die Realität vieler Übergewichtiger, die sich ihre Mehrpfunde nicht »angefressen« haben. Solche völlig unterschiedlichen körperlichen Reaktionen auf die Zuführung von Nahrung sind bereits seit Urzeiten bekannt. Unsere Großeltern sprachen noch von guten und schlechten »Futterverwertern«. Sie erinnern sich?

Auch Darmbakterien können dick machen

Inzwischen weiß man, dass unterschiedliche Faktoren für die Fettverwertung verantwortlich sind. Es können mutierte Gene sein oder Stoffwechselprobleme. Selbst die Darmbakterien spielen eine Rolle. Zu dieser Erkenntnis gelangte man vor drei Jahren an der University of Washington im amerikanischen St. Louis, wie man im Fachjournal »Nature« nachlesen kann. Das Forscherteam um den Wissenschaftler Peter Turnbaugh untersuchte im Rahmen einer wissenschaftlichen Studie die Darmflora übergewichtiger Menschen. Hierbei stellten die Wissenschaftler fest, dass der überwiegende Anteil der Darmbakterien zu den beiden Stämmen Bacteroidetes und Firmicutes gehört. Mittels genetischer Untersuchungen erkannten die Forscher eine Besonderheit. Bei den übergewichtigen Probanden wurden stets wesentlich weniger Bacteroidetes-Bakterien gefunden.

Zur genaueren Forschung mussten dann Labormäuse herhalten. Bei den kleinen Nagern war der Zusammenhang zwischen Darmbakterien und Fettzuwachs noch evidenter. Es zeigte sich, dass die Darmbakterien für den Organismus der übergewichtigen Tiere mehr Energie aus der Nahrung ziehen konnten als bei den schlanken. Übertrugen die Wissenschaftler dann diese Darmflora auf normalgewichtige Tiere, stieg deren Körperfettanteil bei gleichbleibender Ernährung ebenfalls an.

Ob und wie man diese Erkenntnisse in der Praxis bei der Gewichtsreduzierung übergewichtiger Menschen anwenden kann, wird derzeit erforscht. Die Studie zeigt aber, dass nicht nur über die Nahrungsreduzierung ein gewünschter Gewichtsverlust erreichbar ist. Lassen Sie als Diabetiker also zuerst Ihre Darmflora untersuchen, bevor Sie mit einer sinnvollen Ernährungsumstellung beginnen.

Probiotischer Joghurt enthält spezielle Bakterienstämme (beispielsweise Lactobacillus acidophilus, Bifidobacterium lactis), die widerstandsfähiger und dadurch besser in der Lage sind, die Passage durch das extrem saure Milieu des Magens zu überstehen.

Mythos Bewegungsfaulheit

Für den allseits geächteten Bewegungsmangel muss nicht zwangsläufig eine ausgeprägte Faulheit verantwortlich sein. Diesen Mythos zerstörte 2007 eine Studie, die von deutschen und US-amerikanischen Wissenschaftlern durchgeführt wurde. Am Europäischen Laboratorium für Molekularbiologie (EMBL) in Heidelberg, am Deutschen Institut für Ernährungsforschung in Potsdam und an der University of Cincinnati kam man zu ähnlichen Ergebnissen, wie das Fachjournal »Cell Metabolism« bestätigt. Wieder einmal mussten die kleinen Labornager für die Untersuchungen herhalten. Bei Mäusen wurde ein genetischer Faktor gefunden, der starken Einfluss auf die spontane körperliche Aktivität hat. Er steht außerdem in direkter Verbindung zur Nahrungsaufnahme.

Da auch der Mensch über dieses Molekül verfügt, könnte hier ein Schlüssel liegen, der Aufschluss darüber gibt, warum einige Menschen bei gleicher Ernährungs- und Bewegungslage zunehmen und andere nicht.

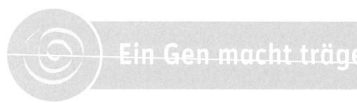

Ein Gen macht träge

Warum einige Menschen bewegungsfauler und sportlich desinteressierter sind als andere, haben die Labormäuse ebenfalls gezeigt. Eine bestimmte Mutation des Gens Bsx ist bei ihnen der Auslöser für Träg- und Faulheit. Die Tiere mit dieser Genmutation zeigten kaum spontane Aktivitäten und bewegten sich wesentlich weniger als ihre Mäusekollegen. Selbst wenn sie hungrig waren, verspürten sie seltener Lust, auf Nahrungssuche zu gehen. Die Wissenschaft hofft nun, mit Hilfe dieser Erkenntnisse die krankhafte Fettsucht vieler Menschen besser entschlüsseln zu können.

Eine weitere wichtige Erkenntnis der neuzeitlichen Wissenschaft betrifft unser Gehirn. Man weiß inzwischen, dass sowohl körperliche Aktivitäten als auch die Nahrungsaufnahme von einer ganz bestimmten Hirnregion gesteuert werden, dem Hypothalamus. Dieser befindet sich im Zwischenhirn und ist das wichtigste Steuerorgan des vegetativen Nervensystems. Der Hypothalamus selbst besteht aus den unterschiedlichsten homöostatischen Regelkreisen. Treten irgendwo in diesem überaus komplexen Regulierungssystem kleine Störungen auf, kann es auch beim Drang nach Bewegung oder bei der Nahrungsaufnahme zu Fehlfunktionen kommen. Ein solcherart betroffener Mensch kann plötzlich faul und dick werden, ohne dass er sein Fehlverhalten selbst bewusst steuern kann. In manchen Fällen können möglicherweise neurologische Untersuchungen zu einem besseren Verständnis der jeweiligen Patientensituation führen.

Ehrlichkeit ist angesagt

In der Praxis zeigt sich, dass viele Ärzte ihren zu dicken Patienten nicht so recht glauben, wenn diese über ihr normales Essverhalten berichten. Zur Ehrenrettung der Mediziner muss man sagen, dass viele Übergewichtige sich schämen, offen darüber zu sprechen, was sie täglich an Essen zu sich nehmen, geschweige denn, zuzugeben, dass sie unter Naschattacken leiden. So kommt es leider in vielen Fällen bei der so wichtigen Ernährungsumstellung zu den viel zu oft praktizierten Standardverfahren. Vorgefertigte Tabellen und Broschüren kommen dann zum Einsatz. Basis für die Tabellen bildet der allseits bekannte Body-Mass-Index in Verbindung mit den seit mehr als drei Jahrzehnten verwendeten Richtwerten für die Inhaltsstoffe der Nahrungsmittel. Auf die besonderen Wünsche und Bedürfnisse der Betroffenen wird selten eingegangen. Geben Sie deshalb bei Befragungen immer alles genau an, was Sie täglich zu sich nehmen. Dies gilt auch für Listen oder zu führende tägliche Ernährungspläne. Schreiben Sie wirklich alles auf, was Sie gegessen haben. Es macht keinen Sinn, sich selbst und seinen Arzt zu belügen. Verlangen Sie dann aber auch dieselbe Korrektheit von Ihrem Therapeuten bei der Erstellung Ihrer individuellen Nahrungsmittelpläne.

Das A und O: Fachwissen

Nicht nur Ehrlichkeit sich selbst gegenüber ist wichtig, auch die regelmäßige Information ist von großer Bedeutung. Eröffnet Ihnen der Arzt, dass Sie Diabetes haben, trifft Sie das mit Sicherheit erstmal völlig unvorbereitet. Die Broschüren in den Arztpraxen und Apotheken geben Ihnen im Allgemeinen einen ersten Überblick über Ihre Erkrankung. Es ist sinnvoll, sich damit eingehend zu befassen. Doch bedenken Sie: Diese Informationen werden meist von irgendwelchen Interessensgruppen verteilt, sonst wären sie nicht kostenlos. Jede Gruppe hat aber ihre eigenen Interessen im Rahmen unseres Gesundheitswesens und lässt dies in die Informationsschriften einfließen. Das ist im Leben nun mal so und nicht weiter verwerflich. Wollen Sie sich aber einen neutralen allgemeinen Überblick über Therapiemöglichkeiten verschaffen, ist dies nur durch gezielte eigene Recherchen möglich. Der aktive Patient ist gefragt. Die Aussagen der behandelnden Ärzte reichen nicht aus, da diese vom Gesundheitswesen in unserem Land immer mehr gegängelt und in ihren Therapieverordnungen eingeschränkt werden.

 Komplementäre Arzneimittel

Jeder Diabetiker sollte sich darüber Gedanken machen, wie er sich ein kleines finanzielles Polster zulegen kann. Das wird wichtig, wenn Sie sich mit Mitteln der Komplementär- oder Alternativmedizin behandeln lassen möchten. Bei solchen Präparaten stellen sich viele Krankenkassen quer und wollen sie nicht bezahlen. Eine Patientin beispielsweise erhielt von ihrem Arzt im Rahmen einer anthroposophischen Therapie das bekannte Mistelpräparat »Helixor« verschrieben. Die GKV verweigerte aber eine Kostenübernahme. Als Begründung gab man an, dass dieses Präparat nicht verordnungsfähig sei. Die Richter am Sozialgericht Speyer entschieden allerdings, das Mittel und die vom Arzt gewählte Behandlungsmethode seien nicht an den Maßstäben der Schulmedizin zu messen (Az.: S 7 KR 283/06). Sie wiesen außerdem darauf hin, dass das Mistelpräparat allein im Jahr 2003 in 125.000 Fällen verordnet wurde. Das entspricht fast 65 Prozent aller Krebspatienten.

Lassen Sie sich nicht alles gefallen!

Nicht jede Entscheidung Ihrer Krankenkasse müssen Sie einfach hinnehmen. Als Diabetiker müssen Sie sich manchmal aggressiv um die richtige Therapie bemühen. Wenn Ihr Therapeut eine bestimmte Therapie als für Sie besonders effektiv anordnet und die

Kasse nicht zahlen will, sollten Sie auf jeden Fall umgehend Widerspruch gegen diesen Entscheid einlegen. Weisen Sie auf Präzedenzfälle hin, sofern es diese gibt. Sollte die Kasse nicht einlenken, setzen Sie Ihr Recht zur Not mit juristischen Mittel durch. Klagen beim Sozialgericht sind nicht so teuer, wie allgemein angenommen wird. Fehlen Ihnen dennoch die Mittel, steht Ihnen unter Umständen Kostenbeihilfe von Amts wegen zu. Jedes Gericht und jeder Rechtsanwalt beraten Sie umfassend darüber.

Vor allem der Wechsel zu billigeren Medikamenten kann zu größeren Gewöhnungsproblemen führen. Diese Praxis zur angeblichen Kostensenkung ist in unserem Gesundheitswesen inzwischen zur wahren Manie geworden und treibt die unsinnigsten Blüten. Es ist nicht richtig, dass alle Mittel mit den gleichen Wirkstoffen immer direkt austauschbar sind. Neben dem wichtigen Hauptwirkstoff enthält jede Rezeptur auch noch Hilfs- und Füllstoffe. Diese können bei unterschiedlichen Medikamenten mit gleicher Wirkweise völlig verschieden zusammengesetzt sein. Es gibt auch Unterschiede bei der Herstellung. Aus diesen kleinen Differenzen können sich bei einem Medikamentenwechsel durchaus nicht erwünschte Nebenwirkungen ergeben.

Soll ein Medikament ausgetauscht werden, informieren Sie sich in der Apotheke genau über die Zusammensetzungen der jeweiligen Präparate. Lesen Sie dazu auch selbst die Beipackzettel. Stellen sich nach einem Wechsel unangenehme Veränderungen ein, reden Sie umgehend mit ihrem Arzt darüber. Möglicherweise ist ein anderes Ersatzmedikament für Ihren Fall besser geeignet.

Eine Operation kritisch hinterfragen

Für Diabetiker ist ein möglichst kritischer Umgang mit den verordneten Medikamenten ebenso wichtig wie mit allen anderen Therapiemaßnahmen. Diese sollten stets möglichst detailliert hinterfragt werden. Wenn Sie selbst nicht genügend medizinisches Fachwissen besitzen, sollten Sie sich nicht scheuen, eine zweite

Meinung einzuholen. Dies kann wichtig werden, wenn chirurgische Eingriffe oder gar Amputationen vorgenommen werden sollen. Nicht immer sind solche gravierenden Maßnahmen unbedingt notwendig, wie man vor etwa zwei Jahren in den meisten Fachpublikationen nachlesen konnte.

 Durchblutungsstörungen

Unter Durchblutungsstörungen der Beine leiden neben Rauchern und Menschen mit Fettstoffwechselstörungen vor allem Diabetiker. Die größte Problematik ist oft die richtige Erstdiagnose. Die zuerst auftretenden Symptome wie Schmerzen in den Beinen und Füßen werden nicht oft genug als Anzeichen für einen Verschluss der Beinschlagader erkannt, so die Experten. Bei Diabetikern schließen viele Ärzte auf eine beginnende Polyneuropathie. Statt weiterführende Untersuchungen zu veranlassen, werden entsprechende Präparate gegen die Schmerzen verordnet und das Verhängnis nimmt seinen Lauf. Bei Schmerzen in Beinen und Füßen, beim Verdacht auf Durchblutungsprobleme und auch wenn nur die Zehen zu kribbeln beginnen, lassen Sie sich nicht nur einfach zusätzliche Medikamente gegen diese Symptome verschreiben. Bestehen Sie auf genaueren Untersuchungen der Durchblutung Ihrer Beine durch einen Spezialisten oder in einer Fachklinik. Es ist Ihr gutes Recht und kann Ihnen möglicherweise Ihre Beine und Füße erhalten. Auch die technisch hochwertigste Prothese ist kein wirklicher Ersatz für die eigenen Beine.

Die Deutsche Gesellschaft für Gefäßchirurgie veröffentlichte damals einen aufsehenerregenden Artikel. Im Rahmen dieser Veröffentlichung wurde die Expertenmeinung vertreten, dass rund die Hälfte der in Deutschland ausgeführten gefäßbedingten Beinamputationen zu vermeiden wäre. Bei jährlich etwa 20.000 solcher Amputationen betrifft dies jedes Jahr 10.000 Menschen und ihre Angehörigen. Die Fachleute erklärten, dass häufig bereits kleinere Eingriffe im Vorfeld viele Amputationen verhindern oder zumindest über Jahre hinaus verzögern könnten. Doch viel zu oft werde erst gar nicht versucht, bereits erkannte Durchblutungsstörungen direkt anzugehen. Mit einem Bypass oder der Aufdehnung verstopfter Adern sei dies weitaus häufiger möglich als bisher praktiziert. Als Ursache für dieses schlechte Therapieverhalten wird in dem Artikel die Unwissenheit bei Ärzten und Betroffenen angeführt. Das weist wiederum darauf hin, wie wichtig in der heutigen Zeit das Wissen um die eigene Krankheit für jeden Patienten ist.

Informieren Sie Ihr soziales Umfeld!

Ein weiterer wichtiger Punkt bei der Lebensumstellung betrifft die eigene Psyche. Der Umgang mit den Menschen im sozialen Umfeld wird sich ebenso verändern wie das Alltagsleben. Dessen sollten Sie sich bewusst sein. Es sind keine großen Veränderungen, aber die vielen kleinen Änderungen und Einschränkungen können das eigene Leben jedoch auf Dauer aus den gewohnten Bahnen werfen. Hierbei spielen leider auch die vielen Vorurteile mit, von denen einige ja bereits angesprochen wurden. Es ist auch heute noch so, dass viele Personalchefs jeden Diabetiker als nicht mehr voll belastbar ansehen und deshalb bei Bewerbungen instinktiv sofort ausschließen. Dies betrifft auch langjährige Mitarbeiter, die erst im Laufe ihres Arbeitslebens an Diabetes erkranken. Wird dies in einer Firma bekannt, können sich daraus Probleme entwickeln, die negativ auf das weitere Arbeitsleben einwirken. Deshalb sollten Sie sich reiflich überlegen, ob und wann Sie Ihren Arbeitskollegen vom Diabetes erzählen. Stellen sich jedoch erste ernsthafte Symptome ein und die Arztbesuche werden häufiger, lässt es sich nicht umgehen, die Firmenleitung über die Gründe der Fehlzeiten zu informieren.

Im Umgang mit dem Lebenspartner, den anderen Familienangehörigen, mit Freunden und Bekannten sollten Sie ganz offen über Ihre Krankheit reden. So beugen Sie möglichen falschen Spekulationen vor, die sich aus Ihrem veränderten Verhalten ergeben könnten. Es fällt Ihrer Umgebung auf, wenn Sie plötzlich auf Ihre Lieblingsspeisen verzichten, im Lokal meist nur Salatplatten bestellen, mehr Sport treiben und selbst den Zucker im Morgenkaffee weglassen.

Kindern die Wahrheit sagen

Sehr wichtig ist es für Mütter und Familienväter, den eigenen Kindern die Krankheit genau zu erklären, auch wenn diese noch klein sind. Mir hat ein Diabetiker berichtet, dass ihn seine beiden Söhne im schulpflichtigen Alter jahrelang für einen Drogenabhängigen gehalten hatten. Sie waren nicht über die Erkrankung ihres Vaters informiert und hatten ihn eines Morgens heimlich im Bad beobachtet, wie er sich Insulin spritzte. Als es einige Jahre später mit dem älteren Sohn zu einer Diskussion über Drogenmissbrauch und die schlimmen Folgen kam, entgegnete dieser schnippisch: »Von einem Fixer lasse ich mir gar nichts über Drogenmissbrauch sagen!« Dieser Vorfall hatte dem Betroffenen klar gemacht, wie wichtig die frühe Aufklärung in der eigenen Familie ist.

Die eigene Krankheit annehmen

Einige Menschen haben Probleme damit, offen über ihre Krankheit zu reden. Sei es, dass sie besonders introvertiert sind oder aber ihre Erkrankung selbst noch nicht richtig verarbeitet haben. Wird Diabetes diagnostiziert, ist das eigene Annehmen der Krankheit nicht so einfach. Das Problem liegt darin, dass anfangs schmerzhafte oder andere gravierende Symptome fehlen. Kaum einer fühlt sich so krank, wie er wirklich ist. Das habe ich nach der Diagnose ebenso empfunden. Ich fühlte mich körperlich fit und nahm die verordneten Medikamente anfänglich mehr zur Beruhigung meiner Frau und des Hausarztes ein. Gleiches galt auch für die Ernährungsumstellung. Ansonsten lebte und arbeitete ich weiter wie vorher. Erst nach und nach änderte sich meine Einstellung. Es dauerte Wochen, bis ich begriff, was Diabetes eigentlich bedeutet. Wenn Sie an Diabetes erkrankt sind, sollten Sie sich ausführlich über das Krankheitsbild und alle Folgen informieren. Doch ist beim »allwissenden Internet« große Vorsicht angeraten. Viele Internetseiten unter dem Stichwort Diabetes sind von Pharmafirmen und den ihnen angeschlossenen Instituten erstellt worden, andere von Ärzte- und Apothekerverbänden. Dazu kommen dann noch zahlreiche Produkt-Shops und auch Scharlatane, die mit unsinnigen Behauptungen ihre überteuerten und meist wirkungslosen Präparate und Verfahren vertreiben wollen. Dies alles sinnvoll auszusortieren ist ohne fachliche Unterstützung kaum möglich. Als Hilfe finden Sie eine Liste seriöser Internetseiten im Anhang dieses Buches.

Letztendlich bieten Therapeuten, Selbsthilfegruppen und Fachkliniken für viele Betroffene die sinnvollsten Informationsquellen. Hierbei empfiehlt es sich aber, die Informationen sowohl aus schulmedizinischer als auch aus alternativer Sicht einzuholen. Eine sinnvolle Kombination aller Medizinrichtungen bietet meines Erachtens für viele Patienten die erfolgreichste Behandlungsform.

Folge-
und Begleit-
erscheinungen

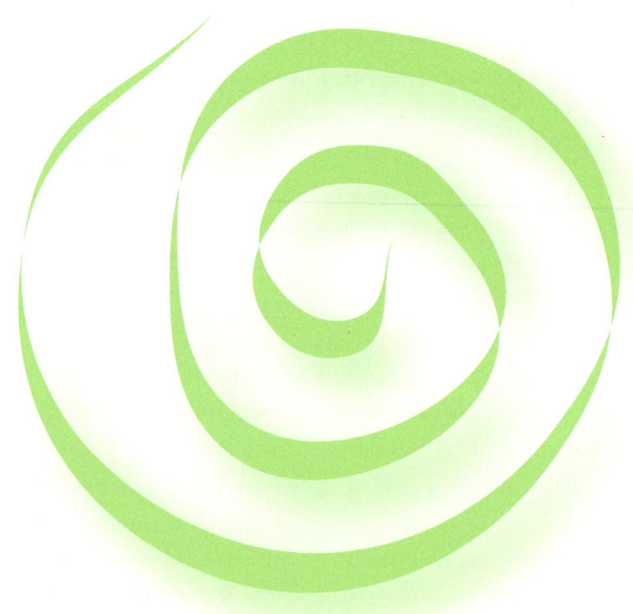

von
Diabetes

Da Diabetes mellitus als unheilbare Krankheit eingestuft ist, ist eine Heilung nicht das Therapieziel, sondern die Linderung der Symptome. Folgeerkrankungen werden nach dem jeweiligen spezifischen Erkenntnisstand behandelt. Das klingt paradox, ist aber gängige Praxis. Wie die Krankheitsgeschichten vieler Diabetiker zeigen, wird häufig zuerst eine entstandene Folgeerkrankung entdeckt, als eigenständiges Krankheitsbild diagnostiziert und behandelt. Zeigen sich während der Therapie nicht die erhofften Erfolge, sucht der behandelnde Arzt nach anderen Auslösern oder Störungen. Wenn Sie selbst den Verdacht hegen, Sie könnten an Diabetes erkrankt sein, sollten Sie nicht nur Ihren Hausarzt konsultieren. Eine zusätzliche Untersuchung bei einem ganzheitlichen, alternativen Therapeuten kann zu weiteren Ergebnissen führen. Wichtig ist, dass der Diabetes erkannt wird. Denn die Erkrankung hat erhebliche Auswirkungen auf andere Krankheitsbilder und umgekehrt.

Metabolisches Syndrom oder »Tödliches Quartett«

Man geht heute unbestritten davon aus, dass Diabetes-mellitus-Typ-2 eine komplexe Stoffwechselstörung ist, die in der Fachsprache als Metabolisches Syndrom bezeichnet wird. Manche Mediziner nennen es auch das »Tödliche Quartett«. Es besteht aus:

- hohem Blutdruck. Fast 75 Prozent aller Diabetiker leiden früher oder später darunter. Dadurch steigen die Risiken, an Schlaganfall oder Herzinfarkt zu sterben, beträchtlich.
- Störungen des Fettstoffwechsels, vor allem veränderte Cholesterinwerte. Das positiv wirkende HDL-Cholesterin sinkt ab, die negativen LDL-Blutfette steigen an. Dies kann auch geschehen, ohne dass der gesamte Cholesterinwert deutlich ansteigt. Etwa 50 Prozent aller Diabetiker sind davon betroffen.
- bauchbetontem Übergewicht. Als Folge von Fettsucht zeichnet es die Hälfte aller Diabetiker aus, aber eben nicht alle. Nach

neuen Erhebungen sind 56 Prozent der weiblichen und 44 Prozent der männlichen Patienten davon betroffen.

- einem gestörten Zuckerstoffwechsel. Sein Erkrankungsrisiko steigt deutlich an, wenn die anderen drei Faktoren bereits vorhanden sind.

Fehlentwicklungen im Mutterleib

Inzwischen gehen viele Wissenschaftler davon aus, dass dieses Quartett sich zu einem Quintett erweitert hat. Nach neuen Erkenntnissen werden die ersten Wurzeln eines späteren Diabetes bereits beim Embryo im Mutterleib gelegt. Die Rede ist nicht von der erblichen Veranlagung, sondern von Fehlentwicklungen, die durch die Mutter entstehen können. Forscher gehen davon aus, dass etwa ein Drittel der Diabetesneigung auf diesen Zeitpunkt im Leben eines Menschen zurückzuführen ist. Der Zeitraum konnte von der Wissenschaft relativ genau bestimmt werden. Im letzten Drittel einer Schwangerschaft wird der Stoffwechsel des Fötus für das spätere Leben programmiert. Mütter, die zu diesem Zeitpunkt Diäten oder Hungerkuren machen, könnten damit negativ auf diese Entwicklung einwirken und die ersten Bausteine auf dem Weg zum übergewichtigen Diabetiker legen. Bei einer Studie mit mehr als 1600 Babys am Zentrum für Herz-Kreislauf-Forschung an der Berliner Charité wurden bei besonders leichtgewichtigen Säuglingen bereits zum Zeitpunkt der Geburt ein gestörter Zuckerstoffwechsel und Insulinresistenz entdeckt. Den besten Schutz vor diesem Risiko bietet eine ausgewogene Ernährung der Mutter über die gesamte Schwangerschaft hinweg.

Gesundheitliche Störungen sind vorprogrammiert

Haben sich diese zuvor genannten vier oder fünf Probleme erst einmal bei einem Menschen eingenistet, sind die daraus resultierenden Gesundheitsstörungen bereits vielfach vorprogrammiert:

- **Herzprobleme:** Knapp 75 Prozent aller Diabetiker sterben trotz Medikamenten und Insulingaben früher oder später an einem

Herzinfarkt. So weisen es jedenfalls alle neuen Statistiken aus. Auch die Risiken, an Arteriosklerose und Angina pectoris zu erkranken, steigen erheblich.

- **Nierenstörungen:** Sie betreffen etwa 40 Prozent derjenigen Diabetiker, die bereits 20 Krankheitsjahre oder mehr hinter sich haben. Sie stellen bereits die größte Gruppe in den Dialysestationen unseres Landes. Damit sind sie dort sogar häufiger vertreten als Leukämie-Patienten. Mehr als 20 Prozent aller Dialysepatienten versterben im Laufe eines Jahres.

- **Hirnschäden:** Sie treten bei Diabetikern wesentlich häufiger auf, als man bisher angenommen hatte. Dies betrifft sowohl das Schlaganfallrisiko als auch Erkrankungen wie Depressionen und Demenz. Bei Morbus Parkinson sind ebenfalls viele Diabetiker unter den Patienten.

- **Nervenschädigungen:** Sie stellen für alle Diabetiker ein großes Problem dar, je länger ihre Krankheit andauert. Es können alle Nerven betroffen sein. Die Auswirkungen sind sowohl auf die Organe als auch auf das Empfindungsgefühl recht groß. Viele Männer mit einer Diabeteserkrankung klagen nach zehn oder mehr Jahren über gravierende Potenzstörungen. In den Folgejahren kommen nervliche Störungen an Füßen und Zehen hinzu, die auch die Diabetikerinnen befallen. Es können sich auch Schmerzzustände in Beinen und Händen einstellen.

- **Durchblutungsstörungen:** Sie gehen oft mit Nervenproblemen einher. Sie befallen bevorzugt Beine und Füße. Fast alle Diabetiker sind nach mehr als 20 Krankheitsjahren davon betroffen. In Extremfällen kann es bis hin zur Amputation befallener Körperteile führen.

- **Infektionserkrankungen und Pilzbefall:** Sie werden für jeden Diabetiker bereits zu Beginn seiner Erkrankung zum erhöhten Risiko. Ebenso kann es rasch zu Geschwürbildungen kommen. Selbst kleine Wunden heilen schlechter und Hautprobleme aller Art mehren sich. Vor allem Schleimhäute und besonders empfindliche Hautstellen werden bevorzugt von Pilzen befallen. Beim Mann sind es Vorhaut und Penis, bei der Frau die Vagina, die zu den besonders gefährdeten Körperregionen gehören. Bei hohen Blutzuckerwerten ist die körpereigene Infektionsabwehr dauerhaft herabgesetzt und kann deshalb nicht so wirkungsvoll agieren wie bei gesunden Menschen.

- **Augenprobleme:** Sie befallen früher oder später die meisten Diabetiker. Bei mehr als einem Drittel aller Betroffenen entstehen erste Sehstörungen bereits vor der Entdeckung der Krankheit. Die Netzhaut ist dann bereits beschädigt und die erste Lesebrille wird erforderlich. Im weiteren Krankheitsverlauf nehmen die Sehstörungen zu, weil auch die feinen Blutgefäße des Auges betroffen sind. Sie können verstopfen oder platzen, Blut tritt aus, es kommt zur Narbenbildung. Das kann bei Diabetikern bis hin zur völligen Erblindung gehen.

Welche Auswirkungen Diabetes auf andere Krankheitsbilder hat, steht seit mehr als drei Jahrzehnten im Mittelpunkt der wissenschaftlichen Untersuchungen. Hierbei kamen bereits einige interessante Erkenntnisse ans Tageslicht.

Diabetes und Adipositas

Fettsucht wird, wenn sie sich zu einer chronischen Erkrankung entwickelt, in der Fachsprache als Adipositas bezeichnet. Die offizielle Definition spricht dann von einer über die Norm hinausgehenden Körperfettvermehrung. Die Gründe dafür können unterschiedlich sein. Genetische Disposition und hormonelle Störungen kommen in Frage. Eine Unterfunktion bestimmter Hormondrüsen oder Probleme im Fettstoffwechsel sind ebenfalls als Auslöser erkannt. Nach fachlicher Einschätzung betreffen diese Ursachen etwa 12 bis 15 Prozent aller als adipös bezeichneten Menschen. Die Masse der Dickleibigen entsteht aber durch eine falsche Lebensweise mit Überernährung und Bewegungsmangel.

Noch vor wenigen Jahren galten Menschen bereits als fettsüchtig, wenn ihr Gewicht um mehr als 20 Prozent über einem festgelegten Idealgewicht lag. Dieses wurde allein aus der Körpergröße ermittelt. In älteren medizinischen Fachbüchern kann man noch lesen, dass die Zentimeterangabe über einem Meter Körpergröße das Idealgewicht angeben sollte. Wer diesen Wert überschritt, hatte demnach ein Gesundheitsrisiko. In den vergangenen zwei Jahrzehnten setzte ein Umdenken ein. Grund hierfür waren mehrere Untersuchungen, die ergaben, dass Menschen mit dem festgelegten Tabellen-Idealgewicht weitaus anfälliger für Krankheiten sind als die damals in die Rubrik der leicht Übergewichtigen eingestuften. Zu Beginn der 1990er Jahre wurde dann der Body-Mass-Index (BMI) als neue Formel zur Ermittlung eines Normalgewichts eingeführt. Für das auf diese Weise ermittelte Normalgewicht ist eine Bandbreite von BMI 20 bis BMI 25 erlaubt. Liegt man über BMI 25, gilt man als leicht übergewichtig, bei Werten über BMI 30 als adipös.

 BMI-Berechnung

Der Body-Mass-Index (BMI) berechnet sich aus dem Körpergewicht (angegeben in Kilogramm) dividiert durch die Körpergröße (angegeben in Metern) im Quadrat. Die Formel lautet:

$$BMI = \frac{Körpergewicht~(in~kg)}{(Körpergröße~[in~m])^2}$$

Ein Beispiel:
Für eine Person mit einer Körpergröße von 160 cm und einem Körpergewicht von 60 kg errechnet sich folgender BMI:

$$BMI = \frac{60}{(1,6)^2} = \frac{60}{2,56} = 23,4$$

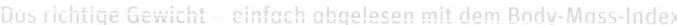

Das richtige Gewicht – einfach abgelesen mit dem Body-Mass-Index

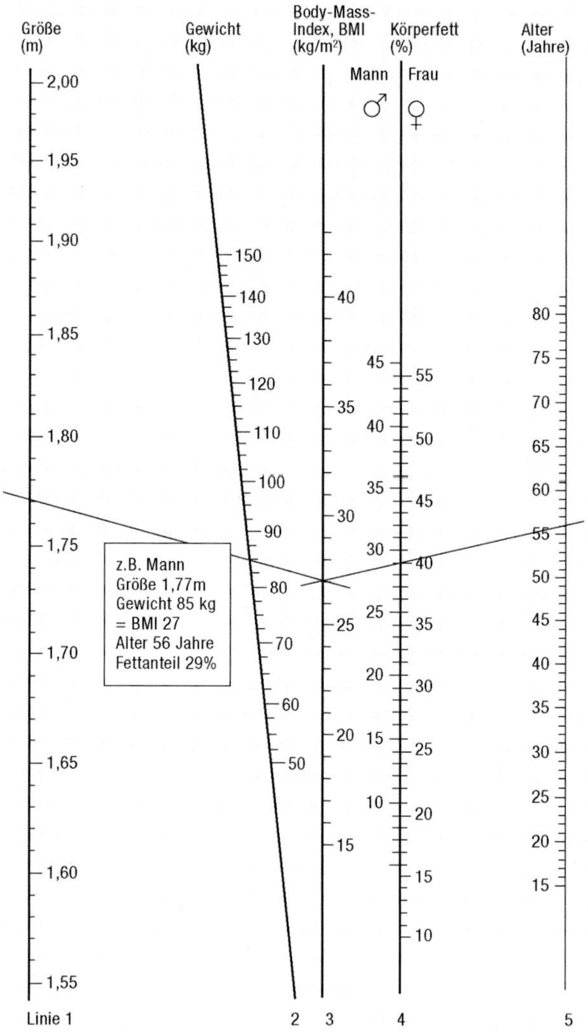

Größe (m)	Gewicht (kg)	Body-Mass-Index, BMI (kg/m²)	Körperfett (%)	Alter (Jahre)

Mann | Frau
♂ | ♀

z.B. Mann
Größe 1,77m
Gewicht 85 kg
= BMI 27
Alter 56 Jahre
Fettanteil 29%

Linie 1   2 3   4   5

Um Ihren DMI zu ermitteln, verbinden Sie bitte mit einem Lineal Ihre Größe (Linie 1) mit Ihrem Gewicht (Linie 2): Am Schnittpunkt mit Linie 3 können Sie Ihren BMI ablesen. Wenn Sie zusätzlich Ihren Körperfettanteil abschätzen wollen, dann verbinden Sie Ihren BMI mit Ihrem Alter. Am Schnittpunkt mit Linie 4 erhalten Sie den ungefähren Körperfettanteil in Prozent (Geschlecht beachten!).

Die negativen Auswirkungen von Adipositas auf einen Diabetes sind unumstritten. Je mehr Übergewicht, desto höher steigen die Blutzuckerwerte und alle anderen damit verbundenen Gesundheitsrisiken an. Da sich starkes Übergewicht auch auf die allgemeine Lust, sich zu bewegen, negativ auswirkt, läuft der Bewegungsmangel parallel zur Adipositas. In solchen Fällen kann die Therapie nur Ernährungsumstellung und Nahrungsreduzierung gepaart mit viel Bewegung lauten, wie es auch der erste Therapieschritt eines erkannten Diabetes vorsieht. Das Therapieziel sollte hierbei ein Gewicht sein, das unter einem BMI-Wert von 30 liegt. Das ist dann bereits der erste Schritt zur deutlichen Blutzuckersenkung.

Dünn gleich gesund?

Zwar wird von der Gesundheitslobby in unserem Land noch immer das Übergewicht als Gesundheitskiller Nummer eins angesehen, doch das stimmt so nicht mehr. Eine israelische Studie mit mehr als 10.000 Männern über 40 wurde bereits 1963 begonnen und im Jahr 2007 beendet. Beteiligt waren die Universität Tel Aviv und das Hadassah-Krankenhaus in Jerusalem. Die Ergebnisse stellen viele der heute noch bei uns propagierten Übergewichtstheorien völlig auf den Kopf. Die Langzeitstudie ergab, dass Männer mit einem BMI zwischen 25 und 27 am längsten leben. Bei uns werden sie als übergewichtig eingestuft. Mehr als 48 Prozent dieser Männer wurden älter als 80, 23 Prozent älter als 85 Jahre. Somit lebten sie etwas länger als die Männer in der Gruppe der sogenannten Normalgewichtigen. Eine wesentlich schlechtere Lebenserwartung hatte die Gruppe der ganz schlanken, BMI 20 und weniger. Allerdings zeigte diese Studie auch, dass die Gruppe der adipösen Männer mit einem BMI 30 und höher mit dem größten Gesundheitsrisiko lebt. Professor Uri Goldburt erklärte zum Studienergebnis, dass man möglicherweise die derzeit geltenden Grenzen für Übergewicht höher ansetzen sollte. Ein leichter Gewichtsanstieg im mittleren Alter ist offensichtlich ein völlig natürlicher Prozess bei vielen Menschen, den man nicht sofort mit allen Mitteln bekämpfen müsse. Wörtlich sagte er: » Die Panik hinsichtlich der Epidemie Übergewicht ist übertrieben.«

Keine Diät für Kinder

Ein Umdenken findet bei Gruppen statt, die momentan im Fokus der »Schlankheitspäpste« unseres Landes stehen. So konnte man im Januar 2007 in einigen Medien völlig neue Worte zum Thema übergewichtige Kinder lesen. Die anerkannte Deutsche Gesellschaft für Ernährung (DGE) ließ verkünden, dass man dicke Kinder nicht gleich auf Diät setzen sollte, wenn es sich nur um leichtes Übergewicht handelt. Neben dem solcherart steigenden Risiko der Magersucht kann bei Heranwachsenden ein Nährstoff- und Energiemangel zu gefährlichen Gesundheitsschäden führen. Diese können irreparable Folgen haben. Fasst man diese Aussage mit den Ergebnissen der israelischen Studie zusammen, so kann man davon ausgehen, dass ein leicht erhöhtes Körpergewicht bis zu einem BMI 27 durchaus förderlich für die Gesundheit sein kann.

Diabetes und Alzheimer

Die Alzheimer-Krankheit, in der Fachsprache Morbus Alzheimer genannt, wurde nach ihrem Entdecker Alois Alzheimer benannt, der sie erstmals 1906 an einem Patienten diagnostizierte und beschrieb. Das Krankheitsbild wird heute als fortschreitende Demenzerkrankung beschrieben, die vorwiegend im höheren Alter auftritt. Sie geht mit einer fortschreitenden Abnahme von Hirnfunktionen einher. Es kommt zur Degeneration bestimmter Neuronen, woraus sich Störungen normaler cerebraler Funktionen ergeben. Gedächtnis, Denkvermögen, Sprache und Handlungsfähigkeit werden beeinträchtigt. Die Hirnmasse nimmt im Laufe der Krankheit ab. Aus einer anfänglich leichten Vergesslichkeit wird zum Schluss ein kompletter Verlust des Verstandes. Meist befällt Morbus Alzheimer Menschen jenseits des 60. Lebensjahres, es gibt aber auch jüngere Ausnahmefälle. Die Ursachen und Auslöser der Erkrankung sind bis heute nicht bekannt. Es werden verschiedene Risikofaktoren diskutiert und erforscht, zu denen genetische Faktoren, Mutationen und verschiedene Chromosomen gehören.

Hohe Blutzuckerwerte erhöhen das Risiko

Bereits vor mehr als einem Jahrzehnt entdeckten US-Forscher erste mögliche Zusammenhänge zwischen steigenden Blutzuckerwerten und Morbus Alzheimer. Im Rahmen weiterer wissenschaftlicher Untersuchungen wurde im Juni 2004 ein Studienergebnis veröffentlicht, das eine beträchtliche Steigerung des Risikos, an Alzheimer zu erkranken, aufzeigt. Experten gehen inzwischen davon aus, dass sich dieses Risiko um bis zu 65 Prozent erhöhen kann. Die über fünf Jahre laufende Studie wurde am Rush University Medical Center in den USA durchgeführt. Als Teilnehmer hatten sich 824 katholische Priester, Ordensbrüder und Nonnen zur Verfügung gestellt. Die Untersuchung wurde unter dem Titel »Rush University Religious Orders Study« im anerkannten Fachjournal »Archives of Neurology« veröffentlicht. Unter den Teilnehmern befanden sich 151 Fälle diagnostizierter Alzheimer-Erkrankung, darunter auch 31 Diabetiker. Alle Probanden hatten sich außerdem bereit erklärt, nach ihrem Ableben die Gehirne zu weiteren Untersuchungen zur Verfügung zu stellen. So wird diese Studie auch nach ihrem Abschluss in den kommenden Jahren noch weitere Erkenntnisse über die Zusammenhänge zwischen Diabetes und Alzheimer hervorbringen. Doch bereits die Ergebnisse der abgeschlossenen fünfjährigen Untersuchungen sind recht beachtlich.

Die Wissenschaftler kontrollierten permanent die zunehmende Schwächung der geistigen Leistungsfähigkeit. Hierbei wurden die Patienten mit und ohne Diabetes neben den Alzheimer-Symptomen auch auf ihr Gedächtnis, die Auffassungskraft und andere Demenzzustände hin beobachtet. Dabei konnte nachgewiesen werden, dass die Auffassungskraft der Diabetiker um etwa 44 Prozent rascher abnahm als die der Nicht-Diabetiker. Weitere Erkenntnisse über Zusammenhänge zwischen Diabetes und Alzheimer wurden zwar diskutiert, konnten aber im Rahmen dieser Studie nicht klar belegt werden. Diesbezügliche Forschungen werden intensiv weiterbetrieben. Dabei spielt auch die gezielte Blutzuckersenkung als Prävention gegen die Alzheimer-Krankheit eine große Rolle.

Diabetes und Capsulitis

Die im Volksmund unter dem Namen Schultersteife bekannte Erkrankung wird im Fachjargon als Capsulitis und im englischen Sprachgebrauch als »frozen shoulder« bezeichnet. Egal, wie man diese Krankheit auch nennen mag, stets ist eine Schulter betroffen, in seltenen Fällen sind es beide. Die Ursachen können vielfältig sein. Einige Auslöser sind klar erkennbar. Liegt bereits ein früheres Schultertrauma vor, zum Beispiel ein vorausgegangener Bruch oder eine Auskugelung des Gelenks, kann sich die Formation von Narbengewebe stark verschlimmern. Kommen dann noch längere Phasen der Ruhigstellung mittels Gips oder einer Armschlinge hinzu, kann sich in der Folge eine Capsulitis einstellen. Ähnliches kann auch nach Schulteroperationen entstehen.

Wird eine »idiopatische adhäsive Capsulitis« diagnostiziert, kann der Arzt keine genauen Ursachen für den allmählichen Verlust der Schulterbeweglichkeit erkennen. Auch die besten orthopädischen Spezialisten haben bis heute nicht herausfinden können, warum bei einigen Menschen eine Schulter plötzlich immer steifer und unbeweglicher wird. Entdeckt wurde inzwischen aber, dass neben neurologisch kranken und von entzündlicher Arthritis befallenen Menschen vor allem Diabetiker häufiger unter dieser Form der Capsulitis leiden. Sie sind besonders anfällig. Die genauen Zusammenhänge zwischen Diabetes und Capsulitis-Risiko liegen aber weiter im Verborgenen.

Krankheitsverlauf und -behandlung

Der Krankheitsverlauf wird in drei Phasen unterteilt. Zuerst entsteht die Entzündung der Gelenkkapsel und der Gelenkinnenhaut. Dies hat zur Folge, dass sich Bestandteile der Kapsel verhärten und schrumpfen. Während der folgenden Phase ist die Schulter zwar steif, doch die anfänglich starken Schmerzen lassen in ihrer Intensität nach. In der dritten Phase verbessert sich die Bewegungsfähigkeit der Schulter langsam wieder. Ohne Behandlung kann sich der natürliche Krankheitsverlauf über Jahre hinziehen. Zur Abkürzung dieser Krankheitsdauer werden verschiedene medizinische Therapien angewendet. Die Entscheidung liegt beim behandelnden Arzt, seiner Ausrichtung und dem Krankheitszustand des Betroffenen.

Es gibt gezielt einsetzbare Physiotherapie-Programme, die Schmerzen lindern und die Beweglichkeit rasch erhöhen. Einige Ärzte injizieren auch eine Kombination aus einem lokalen Betäubungsmittel und einem die Entzündungen bekämpfenden Steroid, während andere die Verabreichung oraler Präparate bevorzugen. Seit einigen Jahren werden auch gezielte Manipulationen an der Schulter vorgenommen, die wegen der dabei entstehenden starken Schmerzen unter Narkose durchgeführt werden. Sollten die genannten Therapieformen keine erwünschte Wirkung erzielen, sieht die Schulmedizin als letzte Lösung auch chirurgische Eingriffe vor. Wie wirkungsvoll solche Operationen an entzündeten Gelenken sind, deren Infektion auch auf natürliche Art früher oder später wieder verschwindet, wissen wohl nur die Chirurgen ganz genau.

Wendet man sich den alternativen Medizinformen zu, so bieten auch Traditionelle Chinesische Medizin (TCM) und Ayurveda Lösungen für eine Capsulitis an. Gute Erfolge bei der Schmerzbekämpfung bieten auch Akupunktur und Akupressur. Oft können sinnvolle Therapiekombinationen gute Heilungserfolge vorweisen. Diabetiker sollten sich bei eintretender Capsulitis für eine sinnvolle Kombination aus Physiotherapie und Akupunktur entscheiden. Dies verspricht gute Erfolge. Zusätzlich vermeiden Sie so unerwünschte Risiken, die sich durch zusätzliche Medikamente und Injektionspräparate leicht ergeben können. Unterstützend hat sich auch das bereits erwähnte australische Teebaumöl bestens bewährt.

Diabetes und Gicht

Gicht und Diabetes treten so häufig gemeinsam auf, dass die Gicht von unseren Großeltern auch als die »kleine Schwester des Diabetes« bezeichnet wurde. Es handelt sich in beiden Fällen um eine Stoffwechselerkrankung. Zusammen mit Fettstoffwechselstörungen bilden sie die drei häufigsten Stoffwechselprobleme in den westlichen Industrienationen. Sowohl Gicht als auch Diabetes werden von ähnlichen Risikofaktoren beeinflusst. Die typischen Symptome sind schmerzende Gelenke, die mit starken Schwellungen, Rötung und ansteigender Wärme einhergehen. Weil diese Symptome so typisch sind, vereinfacht sich die ärztliche Diagnose und kann durch eine Messung des Harnsäurespiegels im Blut untermauert werden. Die oberen Grenzwerte liegen bei 7,0 mg/dl (Milligramm pro Deziliter Blut) für Männer und 5,7 mg/dl für Frauen. Als Auslöser dieser Symptome wurde die Harnsäure als Hauptverantwortlicher erkannt.

Die niedrigeren Grenzwerte für Frauen haben zwei Gründe. Zum einen befinden sich im Körper von Männern von Haus aus höhere Harnsäurekonzentrationen. Zum anderen sind Frauen bis zu den Wechseljahren durch ihre Hormone weitgehend vor

Gichtanfällen geschützt. Durch die weiblichen Hormone wird die Harnsäure schneller über die Nieren ausgeschieden. Der Name Harnsäure ist allerdings ein wenig irreführend und resultiert aus der Entdeckung dieses Stoffes im Jahr 1776. Damals konnte sie erstmals im Urin nachgewiesen werden. Sie entsteht aber beim Abbau sogenannter Purine. Das sind wichtige stickstoffhaltige Verbindungen, die an den unterschiedlichsten Stoffwechselvorgängen beteiligt sind und Bausteine für die Erbsubstanz liefern.

 Hyperurikämie

Da wir mit der Nahrung täglich unterschiedlich hohe Purinmengen aufnehmen, werden die überschüssigen Purine vom Organismus abgebaut und in Harnsäure umgewandelt. Diese wird größtenteils über die Nieren aus dem Blut gefiltert und über den Urin ausgeschieden. Bei den Gichtpatienten funktioniert dieser Ausscheidungsvorgang über die Nieren nicht in vollem Umfang. Als Ursache wird meist eine genetische Veranlagung genannt, es können aber auch andere Probleme der Niere dafür verantwortlich sein. Als direkte Folge verbleibt eine größere Harnsäuremenge im Körper. Medizinisch wird dies als Hyperurikämie bezeichnet. Daraus bilden sich in der Folge Harnsäurekristalle, die sich nicht nur in der Niere, sondern vermehrt in den Gelenkknorpeln, Schleimbeuteln und Sehnenscheiden ablagern. Vom Organismus werden diese Ablagerungen durch eine vermehrte Ausschüttung von Entzündungsstoffen bekämpft. Das führt zu einem akuten Gichtanfall, der bei Bewegung oder Berührung des betroffenen Gelenks äußerst schmerzhaft sein kann. Häufig ist zuerst das Grundgelenk der großen Zehen betroffen. In vielen Fällen werden Gichtanfälle auch von Fieberschüben begleitet.

Wird eine Gicht nicht behandelt, können sich über einen längeren Zeitraum hinweg irreversible Gelenkprobleme und Nierenschädigungen einstellen. In den meisten Fällen ist eine Therapie mit Hilfe von Medikamenten nicht nötig. Eine Umstellung auf weniger purinhaltige Nahrungsmittel bringt oft bereits den erwünschten Erfolg. Wer besonders anfällig ist, sollte Lebensmittel mit hohen Purinanteilen nach Möglichkeit meiden. Dazu gehören Fleisch und Wurst, Fisch, vor allem Makrelen, Sardellen und Ölsardinen, Krusten- und Schalentiere, Hülsenfrüchte, Spinat und Nüsse. Bei einer purinarmen Ernährung werden nicht mehr als 500 mg Harnsäure pro Tag als sinnvoll angegeben. Für die wichtige Versorgung mit Eiweiß können Milch und Milchprodukte vermehrt verwendet werden, diese enthalten kaum oder gar keine Purine. Zusätzlich wird angeraten, möglichst viel zu trinken, um die Nieren zur vermehrten Urinbildung anzuregen. Zwei bis drei Liter sollten es pro Tag schon sein. Wenn Sie gern Alkohol zu den Mahlzeiten trinken, sollten Sie vor allem bei akuten Gichtanfällen darauf verzichten. Alkohol senkt die Harnsäureausscheidung und erhöht gleichzeitig die Harnsäureproduktion. Aber auch wenn Sie nicht unter akuten Gichtanfällen leiden, gilt für Diabetiker stets ein vorsichtiger Umgang mit alkoholischen Getränken. Mehr als ein Glas pro Tag sollten Sie sich nicht erlauben.

Diabetes und Hämorrhoiden

Probleme mit den Hämorrhoiden befallen im Laufe ihres Lebens fast ein Drittel aller Bundesbürger. Hämorrhoiden sind ringförmige Gefäßpolster unter der Schleimhaut des Enddarms. Sie bilden den Feinverschluss des Afters und verhindern das Austreten von Gasen und Feststoffen. Zur Stuhlentleerung erschlaffen die Schließmuskeln des Afters, gleichzeitig wird das Blut aus den Hämorrhoidalpolstern herausgedrückt. So kann der Stuhlgang den Analkanal ungehindert passieren. Kommt es zu krankhaften Veränderungen dieser Polster, treten die unterschiedlichsten

Probleme auf, die man unter dem Sammelbegriff Hämorrhoidalleiden zusammenfasst. Im allgemeinen Sprachgebrauch wird allerdings der Begriff Hämorrhoiden meist als Abkürzung für die Erkrankung verwendet.

Die typischen Symptome einer Hämorrhoiden-Erkrankung sind Juckreiz, Druckgefühl, Hautausschläge, meist hellrote Blutungen und im fortgeschrittenen Stadium auch Probleme mit der Stuhlkontinenz. Es können sich Blutgerinnsel an den Venen der Analhaut bilden. Dies erzeugt dann tiefschwarze Knoten neben dem After, die bei Druck stark schmerzen können. Medizinisch wird dies als Perianalthrombose bezeichnet. In einigen Publikationen wird auch der falsche Begriff »äußere Hämorrhoiden« dafür verwendet. Die meisten Hämorrhoidalleiden sind für Nicht-Diabetiker eher harmloser Natur. Doch für Diabetiker ergeben sich oft zusätzliche Probleme, weil die Wundheilung bei ihnen gestört ist.

Die Medizin unterscheidet die unterschiedlichen Intensitäten dieses Krankheitsbildes in vier Stadien.

● 1. Stadium

Hierbei handelt es sich um Hämorrhoiden, die sich meist in leichteren Schwellungen, Juckreiz und leichten Schmerzen im Analbereich äußern. Hierbei sind die Hämorrhoidalpolster etwas vergrößert. Typische Symptome in diesem Stadium sind leichte Blutungen mit hellroter Färbung während des Stuhlgangs oder kurz danach.

● 2. Stadium

Hier treten die Hämorrhoiden beim Pressen unterhalb des Afters knotenartig aus, gehen dann aber wieder von alleine zurück. Mit dem Stuhl geht häufig helles, arterielles Blut ab. Der Juckreiz macht sich stärker bemerkbar. Es kommt zu richtigem Brennen im Analbereich und zu Absonderungen der Schleimhaut.

● 3. Stadium

Dieses Stadium ist erreicht, wenn Hämorrhoiden beim Pressen, im Sitzen und bei körperlicher Bewegung unterhalb des Afters austreten, dann aber auch wieder alleine zurückgehen. Beim Austreten stellen sich mittlere bis starke Schmerzen ein, häufig entzündet sich auch die Analschleimhaut.

● 4. Stadium

Sobald Hämorrhoiden, die unterhalb des Afters ausgetreten sind, nicht mehr rückholbar sind, ist dieses Stadium erreicht. Die Schmerzen im Analbereich sind stark und halten länger an. Bei raschen Bewegungen können die Schmerzen unerträglich werden. Es ist nicht nur die Analschleimhaut entzündet, sondern der gesamte Afterbereich. Ein Arztbesuch und eine Untersuchung sind jetzt unumgänglich.

Leichtere Probleme des ersten Stadiums lassen sich oft ohne Schwierigkeiten selbst behandeln. Die wichtigsten Maßnahmen hierzu sind:

- Stellen Sie die Ernährung auf ballaststoffreiche Nahrungsmittel um und sorgen Sie so für einen möglichst weichen Stuhlgang.
- Trinken Sie viel, möglichst drei Liter oder mehr am Tag. Hierbei sind Mineralwasser, Fruchtsäfte und Kräutertees die besten Durstlöscher.
- Bei ersten Anzeichen sollten Sie möglichst rasch die Toilette aufsuchen und den Stuhlgang nicht unnötig verzögern. Beim Stuhlgang entspannt und ohne Druck zur Entleerung kommen. Starkes Pressen fördert die Entstehung von Hämorrhoidalleiden und kann zu unnötigen Analfissuren führen, die weitere Probleme schaffen.
- Nach der Stuhlentleerung ist die Analhygiene besonders wichtig. Verwenden Sie nach Möglichkeit Feuchttücher ohne Duft- und Reizstoffe oder reinigen Sie sich mit Wasser.
- Diabetiker sollten besonders darauf achten, entzündliche Erkrankungen im Analbereich nicht zu verschleppen, sondern umgehend zu behandeln. So wird eine unnötig lange Heildauer abgekürzt.

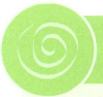

Vorbeugung

Zur Vorbeugung gegen Entzündungen im Analbereich und zur rascheren Heilung leicht wunder Stellen hat mir ein Phytotherapeut einen Badezusatz mit Extrakten aus den Blättern und der Rinde der Hamamelis und einigen Tropfen australischen Teebaumöls empfohlen. Hierbei sind es die enthaltenen pflanzlichen Gerbstoffe, die ihre positive Wirkung zum Einsatz bringen. Das Teebaumöl wirkt antibakteriell und verkürzt die Wundheilungsdauer. Er gab mir auch den Tipp, während akuter Phasen mit Hämorrhoiden-Problemen täglich etwas indischen Flohsamen als Nahrungsergänzung einzunehmen. Dieses Naturprodukt führt zu einem deutlich weicheren Stuhlgang.

Diabetes und Hypertonie

Die in der Fachsprache arterielle Hypertonie genannte Erkrankung wird im allgemeinen Sprachgebrauch als Bluthochdruck bezeichnet. Wie bei den meisten chronischen oder sich über lange Zeiträume hinweg entwickelnden Krankheiten sind die genauen Ursachen und Auslöser unbekannt. Wie gefährlich ein auf Dauer erhöhter Blutdruck für die Blutbahnen, das Herz und die anderen Organe ist, muss hier nicht detailliert aufgeführt werden. Das ist inzwischen hinreichend bekannt. Wie eng aber Blutdruck und Blutzucker miteinander korrelieren, scheint noch nicht einmal allen Ärzten klar zu sein. Auf diesen Zustand weisen jedenfalls einige Fachpublikationen deutlich hin. Eine Erklärung bot zum Beispiel die Veröffentlichung von Professor Diethelm Tschöpe, Leiter des Diabeteszentrums Bad Oeynhausen. Er führte an, dass die fast doppelt so hohe Zahl an Diabetikern unter den Bluthochdruckpatienten häufig verkannt wird, weil eine entsprechende Stoffwechseldiagnostik bei diesen Patienten unterbleibt.

Werden beide Krankheitsbilder gemeinsam bei einem Betroffenen entdeckt, so werden sie nicht ganzheitlich in einem zusammenhängenden Rahmen gesehen, sondern als eine Komorbidität eingestuft. Beide Krankheiten werden also getrennt, aber als zusammen auftretende Erkrankungen oder Störungen gewertet. Dies führt bei vielen Betroffenen bereits zu Beginn ihrer Diagnose oft zu völlig falschen Untersuchungsansätzen. Obwohl alle statistischen Erhebungen eindeutig auf einen direkten Zusammenhang beider Krankheitsbilder hinweisen, scheint sich dies bei einigen Ärzten noch nicht wirklich herumgesprochen zu haben. Anders ist es nicht erklärbar, dass auch heute noch Diabetes-mellitus-Typ-2 als Risikofaktor für Hypertonie ausgewiesen wird und nicht auch umgekehrt.

Erst wurde der Bluthochdruck diagnostiziert

Rückblickend betrachtet war es in meinem Fall nämlich genau umgekehrt. Zuerst stellte sich bei mir Bluthochdruck ein, erst zwei Jahre nach den ersten eindeutigen Symptomen wurde dann der Typ-2-Diabetes entdeckt. Der erhöhte Blutdruck zeigte sich für mich damals in Form plötzlicher cholerischer Anfälle, wenn Dinge sich nicht sogleich so entwickelten, wie ich es wollte. Manchmal traten linksseitig leichte Stiche in der Brust auf. Unter psychischem Stress begann sich meine Gesichtsfarbe stark rötlich zu färben, was zuvor nie der Fall war. Ich litt auch hin und wieder unter kalten Schweißausbrüchen, die aber nur kurzzeitig auftraten. Obwohl ich mit diesen Symptomen bei zwei verschiedenen Allgemeinmedizinern war, wurde der Bluthochdruck nie intensiver untersucht. Beide Ärzte beließen es bei der einfachen Blutdruckmessung. Die damals gemessenen Werte lagen maximal bei 140/85 mm/Hg und wurden im Jahr 1989 noch nicht als besonders bedrohlich angesehen. Hinzu kam auch noch, dass diese Werte jedes Mal nach einer körperlichen und psychischen Ruhephase am frühen Morgen bei den Arztbesuchen ermittelt wurden. Wie es dann aber im Verlaufe eines arbeitsreichen und stressigen Tages mit meinem Blutdruck weiterging, interessierte damals niemanden, mich selbst leider auch noch nicht. Da auch keine anderen Risikofaktoren vorlagen, bestanden die Therapien aus dem wohlgemeinten Rat, nicht besonders hektisch zu leben, Stress zu vermeiden und aus Beruhigungsmitteln, auf die ich gern verzichtete. Heute ist den meisten Ärzten bekannt, dass bei den vorgenannten Blutdruckwerten bereits ein erhöhter Druck vorliegt. Man geht inzwischen davon aus, dass die optimalen Werte bei 120/80 mm/Hg liegen sollten. Dies sind natürlich nur Richtwerte, die sich bei verschiedenen Menschen individuell leicht unterscheiden können.

Wenn bei Ihnen Diabetes diagnostiziert wird, sollten Sie unbedingt auf einer genauen Blutdruckuntersuchung bestehen. Eine einmalige Messung während eines Arztbesuchs sagt nicht sehr viel aus. Diese meist angewendete Untersuchungsmethode kann immer nur eine Momentaufnahme sein und kein klärender Zustandsbericht.

Affektive Störungen und Stress erhöhen den Blutdruck

Da der Typ-2-Diabetes und Bluthochdruck häufig als Krankheitsduo auftreten, sollte die Blutdrucksenkung stets als erste kombinierte Therapiemaßnahme erfolgen. Dies kann sich bereits positiv auf die Blutzuckerwerte auswirken. Zur Blutdrucksenkung sind aber nicht sofort chemische Medikamenten-Hämmer erforderlich, wie sie die Pharmaindustrie bereithält. Bei stark übergewichtigen Menschen bringt bereits eine gezielte Gewichtsreduzierung recht gute Ergebnisse. Außerdem wird seitens der Schulmedizin den Bereichen der Stressbewältigung und der psychischen Stabilisierung selten der nötige Stellenwert beigemessen. In jüngster Zeit wurde deutlich, dass beides immer größere Auswirkungen auf das gesamte Krankheitsgeschehen hat. So wies eine Kassenbilanz des BKK-Bundesverbands im Juli 2007 Patientenzahlen aus, die man nicht einfach ignorieren kann. Zwar hat sich die Zahl der Krankmeldungen in den vergangenen Jahren erheblich reduziert, doch die Anzahl der psychischen Beschwerden ist im gleichen Zeitraum drastisch gestiegen. Hinzu kommt noch, dass die Fehlzeiten für diese Erkrankungen immer länger werden. In der angesprochenen Bilanz des ersten Halbjahres 2007 konnte man nachlesen, dass der Anteil psychischer Krankheiten bei inzwischen neun Prozent aller Krankentage liegt. Im Jahr 1976 waren es noch zwei Prozent. In den Jahren 2001 bis 2006 gingen die Fehlzeiten aller anderen Krankheitsarten um 15 Prozent zurück. Bei den psychischen Krankheitsbildern stiegen sie um 17 Prozent an. Besonders auffällig ist der Anstieg sogenannter »affektiver Störungen« wie Depressionen und Panikattacken. Hier wurde zwischen 2001 und 2006 ein Anstieg um 35 Prozent nachgewiesen.

Vor allem die »affektiven Störungen« wirken sich negativ auf den Blutdruck aus, weil sie im Patienten länger anhaltende Stressphasen auslösen. Wir alle kennen den Zustand des erhöhten Blutdrucks während eines stressigen Moments. Man hört unwillkürlich in seinen Körper hinein, der Herzschlag wird schneller und das Pochen des rascher pulsierenden Blutes wird in den Ohren immer lauter und bedrohlicher. Die Stresshormone entfalten nun ihre volle Wirkung. Löst sich die Situation wieder auf, lässt alles langsam nach. Der Normalzustand setzt wieder ein. Häufen sich solche Situationen oder werden sie zum Dauerzustand, ist ein Bluthochdruck auch bei völlig unbeschädigten Blutbahnen vorprogrammiert. Der Stressbereich sollte deshalb unbedingt bei jeder blutdrucksenkenden Maßnahme mit einbezogen werden.

Die Pharmakonzerne haben natürlich auch für diesen Zweck gleich wieder die passenden Präparate zur Hand. Sie werden Antidepressiva genannt und wirken direkt auf unser Gehirn und die Nervenbahnen. Auf solche Präparate sollten Diabetiker nach Möglichkeit aber völlig verzichten. Auch die Neben- und Wechselwirkungen bei Blutdrucksenkern und Diabetesmedikamenten sind nicht in allen möglichen Kombinationen gründlich genug erforscht. Es gibt zahlreiche alternative Mittel und Möglichkeiten, um die innere Ruhe auch auf natürliche Art wiederzufinden. Leider ist kein Allheilmittel bekannt, das bei allen Menschen gleich wirkt. Ebenso kann man auch keine allgemeingültige Empfehlung für diese oder jene Möglichkeit aussprechen.

 Natürliche Hilfen gegen Stress

Die Bandbreite dieser natürlichen Hilfen ist groß. Sie beginnt bei den altbewährten Hausmitteln. Hier haben sich Baldrian, Kamille, Lavendel, Melisse und Mistel in Europa als besonders hilfreich bewährt. Im asiatischen Raum wird die Aromatherapie bei psychischen und seelischen Problemen empfohlen. Ätherische Öle wie Kamille-, Lavendel-, Sandelholz- oder Vetiveröl werden in zahlreichen alten und neuen Veröffentlichungen erwähnt. Die chinesische Pflanzenheilkunde empfiehlt zur nervlichen Beruhigung und zur Blutdrucksenkung verschiedene Mischungen mit Heilpilzen. Hierbei werden Auricularia, Cordyceps und Shiitake besonders hervorgehoben. Aus vielen Patientenberichten geht hervor, dass auch zwei alternative Heilrichtungen mit ihren Therapien recht erfolgreich sind. Hierbei handelt es sich um die alte indische Heilkunde Ayurveda und die in Europa entwickelte Homöopathie.

Neben den bereits erwähnten Mitteln und Methoden haben sich auch verschiedene Gesprächs- und Bewegungsverfahren in der Praxis bewährt. Neben den allseits bekannten Einzel- und Gruppentherapien unter der fachlichen Leitung von Psychotherapeuten wenden sich immer mehr Menschen in unserem Land asiatischen Meditations- und Bewegungsformen zu. Yoga ist eine auch bei vielen Prominenten sehr beliebte Methode der Beruhigung von Seele und Geist. Zur Unterstützung und Stimulierung werden häufig Techniken von Akupunktur und Akupressur angewendet. Bei dieser Vielfalt alternativer Möglichkeiten kann jeder Betroffene die für ihn persönlich beste Therapiemöglichkeit herausfinden. Manchmal hilft, wie in meinem Fall, auch das Herumexperimentieren. Sie sollten dies aber immer unter fachkundiger Anleitung und Beobachtung machen.

Diabetes, Infektionen und Pilzerkrankungen

Infektion ist der fachliche Sammelbegriff für eine Ansteckung, die durch das Eindringen lebender Erreger in den humanoiden Organismus entsteht. Dort entwickeln sie sich dann weiter und rufen die verschiedensten Infektionskrankheiten hervor, die ansteckend sind. Infektionen können überall entstehen. Haut, Rachen, Magen-Darm, Harn- und Geschlechtsorgane oder die Atemwege können den Erregern Einlass gewähren. Beim Einatmen, Essen und Trinken, beim Küssen, aber auch durch reine Berührung kann dies geschehen. Sind die Erreger erst einmal in den Organismus gelangt, können sie über die Blutbahnen in jedes Organ und Gewebe eindringen. Von Medizinern wird die Zeit zwischen dem Eindringen eines Erregers und dem Ausbruch der daraus resultierenden Erkrankung Inkubationszeit genannt. Sie kann zwischen wenigen Stunden und mehreren Jahren betragen.

Einigen dieser Infektionserkrankungen gehen auch völlig uncharakteristische Krankheitssymptome voraus. Sie werden in der Fachsprache Prodrome genannt. Besonders häufig auftretende Symptome sind Fieberreaktionen mit für die jeweilige Infektion charakteristischen Verläufen. Hinzu kommen oft Störungen des Kreislaufs und Reizungen des Lymphapparats. Diese beiden Abwehrsysteme sind bei einem normalen Krankheitsverlauf für die Heilung zuständig. Bei jeder sinnvollen Therapie gilt es, sie zuerst zu unterstützen. Bei vormals gesunden Menschen werden die unerwünschten Eindringlinge durch diese körpereigenen Kräfte völlig vernichtet. In einigen Fällen werden sie auch abgekapselt und so unschädlich gemacht. Das funktioniert aber bei den meisten Diabetikern nicht, weil ihr Immunsystem durch die chronische Erkrankung gestört ist. Deshalb sind sie besonders anfällig für die meisten Infektionskrankheiten und sollten stets darauf achten, das eigene Immunsystem auf dem bestmöglichen Level zu halten.

Sinnvoll sind Nahrungsergänzungsmittel

Aus meiner eigenen Erfahrung kann ich hier nur für zusätzliche sinnvolle Nahrungsergänzungen plädieren. Die Aussage vieler sogenannter Ernährungsspezialisten, allen voran die Deutsche Gesellschaft für Ernährung (DGE), dass Sie sich über die tägliche Nahrung ausreichend mit allen wichtigen Stoffen versorgen können, trifft für Diabetiker leider nicht zu. Das betrifft alle chronisch Kranken. Die Aussagen und Mengenangaben der DGE beziehen sich stets auf gesunde Menschen. Deshalb liegen die Werte bei den meisten Vitaminen, Mineralstoffen und anderen wichtigen Energieträgern unseres Körpers oft deutlich unter denen, die in anderen Ländern vorgegeben werden. Da aber sowohl Stoffwechselfunktionen als auch Immunsystem bei allen Diabetikern unter Störungen leiden, haben sie bei vielen dieser Stoffe einen deutlich erhöhten Bedarf. Die bei fast allen Therapien zu Beginn vorgenommene Nahrungsmittelumstellung auf Diabetikerkost führt bereits zu ersten Veränderungen. Die bereits erwähnte individuelle Einstellung auf spezifische Lebensmittel und ihre unterschiedliche Verträglichkeit bei den Diabetikern kommt noch hinzu. Vor allem bei dem ernährungstechnisch so wichtigen Obst gibt es gravierende Unterschiede, die sich stark auf den Vitaminhaushalt auswirken können. Obst ist in vielen Fällen mit Umweltgiften und Pestiziden belastet. Dass diese, fünfmal am Tag aufgenommen, das Immunsystem eher schwächen als stärken, dürfte allgemein bekannt sein.

Welche Nahrungsergänzung ist dann besonders zu empfehlen? Auf diese Frage gibt es ebenso viele Antworten wie Produkte auf dem Markt, will man den gezielten Werbemaßnahmen der Anbieter glauben.

 Angebote gründlich studieren

Da sich die Nahrungsergänzung zu einem Milliardengeschäft entwickelt hat, will jeder Hersteller und Anbieter ein möglichst großes Stück von diesem Kuchen für sich. In allen Medien und ganz besonders im Internet tummeln sich diese Angebote zu Tausenden. Für alle sind auch sogleich mehr oder weniger unsinnige »wissenschaftliche Untersuchungen und Belege« parat. Selbst wenn man dafür ein spezielles Institut erst gründen muss. Darum ist die Masse dieser reinen Werbeaussagen mit Vorsicht zu genießen. Bei der Suche nach einer sinnvollen Nahrungsergänzung habe ich in den vergangenen Jahren selbst einige dieser Präparate getestet. Am auffälligsten war, dass sich bei einigen dieser Produkte rasch anhaltender Durchfall einstellte, ein oder zwei dieser Nahrungsergänzer erzeugten zusätzlich noch einige Tage lang Bauchweh. Der Rest tat das, was man von den meisten Produkten erwarten kann: Es rührte sich körperlich nichts, aber der Geldbeutel nahm deutlich ab.

Dennoch wollte ich nicht auf eine sinnvolle Ergänzung verzichten. So habe ich mich vor knapp drei Jahren mit einem befreundeten Apotheker zusammengesetzt und mir meine ganz spezielle Nahrungsergänzung zusammenstellen lassen. Sie basiert auf einer Kombination aus Vitaminen und Mineralstoffen. Fakt ist, dass ich seitdem wesentlich weniger Probleme mit Infektionen habe. Auch von der jährlichen Grippe und schweren Erkältungen bin ich seitdem verschont geblieben.

Zur richtigen Zusammenstellung einer sinnvollen Nahrungsergänzung gehört zuerst eine möglichst genaue Statusbestimmung.
Nur wenn Sie wissen, was Ihnen fehlt, können Sie gezielt diese
Mangelzustände durch Zugaben bekämpfen. Zur Feststellung
von Vitamin- und Mineralstoffmangel muss man in unserer modernen Welt keine langwierigen Laboruntersuchungen über sich
ergehen lassen. Simple Haar- und Speichelanalysen bringen bereits ausreichende Erkenntnisse. Solche einfachen Untersuchungen kann inzwischen jeder selbst rasch und unkompliziert durchführen lassen.

Leidiges Übel: Pilzbefall

Neben der erhöhten Infektionsanfälligkeit bieten Diabetiker
auch beste Voraussetzungen für Pilzbefall jeglicher Art. Sie sind
die bevorzugten Opfer aller Faden- und Sprosspilze in ihrer Umgebung. Sprosspilze sind allgemein auch als Hefepilze bekannt.
Sie entfalten sich gern im feuchtwarmen Milieu und befallen sowohl größere Hautfalten als auch Schleimhäute. Bei Diabetikern
sind neben der Mundhöhle die Vagina der Frau und die Eichel
des Mannes besonders bevorzugte Orte für Befall durch Hefepilze. Doch dabei bleibt es nicht, wenn der Pilzbefall nicht gründlich behandelt wird. Bestimmte Pilze dieser Gattung, zum Beispiel Candida albicans, können sich auf den Arterien festsetzen
und sogar bis zum Hirngewebe durchdringen. Die oft angeführte
Ernährungsumstellung als Teil der Pilztherapie betrifft die meisten Diabetiker wenig, da sie ihre Lebensmittel bereits nach Dia-
betiker-Kriterien auswählen. Fadenpilze befallen ausschließlich
die Haut. Die bekannteste Variante ist der sogenannte Fußpilz.
Vor allem Menschen mit Schweißfüßen, aber auch Wassersport-
ler sind besonders gefährdet. Aus eigener Erfahrung kann ich
dazu sagen, dass ich bei fast jedem Besuch eines Hallen- oder
Fun-Bades mit einem Pilzbefall heimkam. Anfänglich habe ich
dies erst nach einem oder zwei Tagen bemerkt, wenn es an der
befallenen Stelle zu jucken begann. Als ich den Zusammenhang

zwischen öffentlichem Hallenbad und meinem persönlichen Pilzproblem erkannte, mied ich diese Örtlichkeiten. Doch wenn man Vater eines heranwachsenden Sohnes ist, kommt man ab und zu nicht umhin, so ein Bad zu besuchen. Ich habe mir dann eine Heilpaste zugelegt, die ich bei den ersten Anzeichen eines Pilzes sofort anwenden konnte. Solche Pasten oder Salben sind in jeder Apotheke frei erhältlich. Die Wirkstoffe sind meist Zinkoxid und Nystatin. Wenn Sie beim ersten Juckreiz aufgetragen werden, ist der Pilz bereits nach zwei bis drei Tagen eliminiert. Wartet man aber einige Tage, weil man das Jucken nicht richtig einordnet, kann die Behandlung auch zwei oder drei Wochen dauern.

Diabetes und Lipidstörungen

Lipide ist ein Sammelbegriff für Substanzen, die sich gut in organischen Lösungsmitteln wie Methanol oder Benzol lösen, aber nur schwer wasserlöslich sind. Im allgemeinen Sprachgebrauch wird der Begriff Lipide heute meist für die Blutfette verwendet, vor allem für Cholesterin. Sind diese Blutfette krankhaft erhöht, spricht der Mediziner von einer Dyslipidämie. Beim Typ-2-Diabetiker sind die Lipide häufig auf recht vielfältige Art gestört. Diese Lipidstörungen in den Griff zu bekommen, ist eine wichtige Therapiemaßnahme bei allen Diabetikern, da erhöhte Blutfettwerte direkt zur Koronaren Herzkrankheit (KHK) führen können. Hierbei handelt es sich um eine Erkrankung der Herzkranzarterien, die medizinisch Koronararterien genannt werden. Hauptgrund für dieses Krankheitsbild ist eine Arteriosklerose, die durch Ablagerungen in den Arterien entsteht. Vor allem Blutfette haben die unangenehme Eigenschaft, sich an den Innenwänden der Arterien abzulagern. Dadurch werden diese immer enger, und der Blutfluss ist gestört. Es kann bis hin zum kompletten Verschluss führen. Störungen beim Blutfluss führen stets zur Minderung der körperlichen und geistigen Leistungsfähigkeit.

Übeltäter Cholesterin

Im Mittelpunkt der Blutfettsenkung steht bereits seit vielen Jahren das allseits bekannte Cholesterin. Hierbei wird in den meisten Publikationen die Cholesterinsenkung als wichtigste Maßnahme zum Schutz vor allen Herz-Kreislauf-Krankheiten genannt. Leider fehlt den meisten dieser Aussagen, vor allem wenn sie zur Werbung entsprechender Produkte dienen, die fachliche Differenzierung. So entsteht bei den meisten Menschen der Eindruck, eine generelle Absenkung des Cholesterins über den Ernährungsbereich auf einen möglichst niedrigen Wert sei die Rettung vor allen Herzkrankheiten. Das ist aber nur teilweise richtig. In Wirklichkeit wird ein Teil des Cholesterins in der Leber produziert. Es dient zur Bildung von Gallensäuren und verschiedenen Hormonen und stellt so eine lebenswichtige Substanz dar. Der andere Teil wird über die Nahrung aufgenommen. Hierfür sind hauptsächlich tierische Fette verantwortlich.

Lipoproteine

Da der über die Nahrung aufgenommene Anteil nur schwer löslich ist, wird er durch sogenannte Lipoproteine ins Blut transportiert. Lipoproteine sind Verbindungen aus Fett (Lipid) und Eiweiß (Protein). Sie werden allgemein in zwei Kategorien eingeteilt:

- LDL (Low Density Lipoproteins) mit einer niedrigen Dichte werden als »schlechte« Lipoproteine bezeichnet. Sie transportieren wenig Eiweiß und viele Fettstoffe, rund 70 Prozent aller im Blut befindlichen.
- HDL (High Density Lipoproteins) mit hoher Dichte nennt man auch »gute« Lipoproteine. Sie sind stark eiweißhaltig und haben die angenehme Eigenschaft, oxidiertes Cholesterin zu entfernen. So schützen sie vor Ablagerungen unerwünschter Fettstoffe.

Es ist der schädliche LDL-Anteil des Cholesterins, den es zu senken gilt, nicht das HDL. Nur so kann ein optimaler Cholesterinwert im Blut erreicht werden. Neue statistische Erhebungen zeigen, dass nur einer von sieben Diabetikern solche Werte erreicht. Den meisten Fachleuten ist inzwischen klar, dass eine richtige Einstellung des optimalen Cholesterinwerts für alle Diabetiker ebenso wichtig ist wie die Blutzuckersenkung selbst. Für zahlreiche Fachorganisationen wie das National Cholesterol Education Programm (NCEP) bildet Typ-2-Diabetes dasselbe Risikoniveau wie eine manifestierte Koronare Herzkrankheit. Deshalb sind die neuen Leitlinien zur Therapieempfehlung entsprechend streng formuliert worden.

- Das Ziel bei Diabetikern ist es, den LDL-Wert unter 100 mg/dl (2,6 mmol/l) zu senken.
- Bei LDL-Werten zwischen 100 und 129 mg/dl (2,6 bis 3,3 mmol/l) kann eine Senkung noch durch Maßnahmen eines veränderten Lebensstils erreicht werden, wie etwa Diät und Sport.
- Bei LDL-Werten über 130 mg/dl (3,4 mmol/l) sollte eine Behandlung mit entsprechenden Präparaten erfolgen.

Die Realität in unserem Land ist leider weit entfernt von diesen Idealwerten. So sagt das bereits erwähnte DUTY-Register, dass nur 14 Prozent aller registrierten Diabetiker einen LDL-Wert unter 100 mg/dl haben und weniger als die Hälfte überhaupt in irgendeiner Form lipidsenkende Therapien erhält.

Diabetes und Magen-Darm-Störungen

Zu den vielseitigen Gesundheitsproblemen und Symptomen, die mit einer Diabeteserkrankung einhergehen oder von ihr beeinflusst werden, zählen auch die unterschiedlichsten Störungen im Magen-Darm-Trakt, medizinisch als Gastrointestinaltrakt bezeichnet. Solche Störungen sind nicht nur unangenehm, sie können auch schwerwiegende Folgen haben. Für Diabetiker bedeutet dies zusätzliche Einschränkungen und Umstellungen im Ernährungsbereich und häufig auch Unabwägbarkeiten beim Insulineinsatz, die kaum in ihrem kompletten Umfang vorauszusehen sind. Die für den Patienten leicht erkennbaren Symptome treten meist nach den Mahlzeiten auf. Übelkeit, Erbrechen und unerklärbare Schmerzen im Oberbauch befallen rund die Hälfte aller Diabetiker im Verlauf ihrer Krankheit. Dies sind häufig erste Anzeichen für Erkrankungen von Magen, Darm, Pankreas und Gallenblase. Vor allem Diabetiker mit neuropathischen Störungen weisen vermehrt Magen-Darm-Probleme auf. Zur Diabetes-Neuropathie gehören unter anderen Diarrhoe, Obstipation, Stuhlinkontinenz und die Gastroparese.

Die Folge langjähriger Insulintherapie

Neue Untersuchungen haben ergeben, dass die Gastroparese als Folge einer langjährigen Insulintherapie auftreten kann und somit eine Folgeerkrankung dieser Therapieform ist. Typische Beschwerden sind neben Übelkeit und Erbrechen ein frühzeitig einsetzendes Sättigungsgefühl, länger anhaltendes Völlegefühl sowie unspezifische Schmerzen im Oberbauch. Etwa 25 Prozent aller Diabetiker leiden an dieser speziellen Gesundheitsstörung. Das große Problem hierbei ist, dass die Medizin noch keine spezifische Therapiemöglichkeit anbietet. Zwar werden bereits die ersten positiven Ergebnisse mit Botulinum-Toxin gemeldet, doch gilt es erst, groß angelegte Langzeitstudien abzuwarten. Bisher liegen nur die Ergebnisse von Studien mit wenigen Teilnehmern vor. Hierbei soll die Ansprechrate der Probanden bei 43 Prozent gelegen haben. Nach einer einmaligen Injektion verschwanden die Symptome über mehrere Wochen oder schwächten zumindest ab.

Diabetische Gastroparese und Blutzuckerschwankungen

Der medizinische Begriff »diabetische Gastroparese« bezeichnet eine diabetisch bedingte Magenentleerungsstörung. Sie ist für den betroffenen Diabetiker nicht nur unangenehm, sondern auch gefährlich, weil die Kohlenhydratwirkung völlig unabwägbar wird. Bei Diabetikern, die mit oralen Medikamenten therapiert werden, kommt es zu Verzögerungen der Wirkstoffaufnahme über den Darm. Den Insulinpatienten fällt es schwer, die Wirkung von Kohlenhydraten und Insulin aufeinander abzustimmen. Dadurch kann es zu starken Schwankungen beim Blutzuckerspiegel kommen, die nicht wie gewohnt reguliert werden können. Schnell entsteht ungewollt eine Unter- oder Überzuckerung.

Ein Wirkstoff wird zurzeit mit ersten positiven Ergebnissen getestet. Hierbei handelt es sich um Ghrelin. Das ist ein Hormon, das in der Magenschleimhaut produziert wird. Es hat, neben einer Vielzahl anderer Wirkungen, auch die Eigenschaft, den Appetit anzuregen. Außerdem setzt es Wachstumshormone frei. Dieser besonderen Eigenschaft verdankt es auch seinen Namen, der ein Akronym für den englischen Begriff Growth Hormone Release Inducing (Wachstumshormon freisetzend) ist. In ersten Pilotstudien konnte die Magenentleerung signifikant beschleunigt werden. In den Pharmalabors wird nun nach oral einsetzbaren Analoga dieses Hormons geforscht. Bis aber ein darauf basierendes Medikament in den Apotheken bereitstehen wird, werden noch Jahre vergehen. Bis dahin heißt es für alle Diabetiker, eine Gastroparese durch gezielte Vorbeugung nach Möglichkeit zu vermeiden. Hierbei helfen vor allem eine fachlich zusammengestellte spezielle Ernährung und gezielte Bewegungsübungen.

Im Rahmen meiner Recherchen erfuhr ich von einigen Diabetikern, dass sie beginnende gastrointestinale Probleme mit Hilfe von chinesischen Heilpilzen innerhalb kürzester Zeit in den Griff bekamen. Hierzu bedarf es aber genauer fachlicher Anleitung.

Diabetes und Mukoviszidose

Mukoviszidose ist die häufigste angeborene Stoffwechselerkrankung. Auf etwa 2500 Geburten kommt ein erkranktes Neugeborenes. Typische Symptome sind, je nach Krankheitsstadium, chronischer Husten mit dem für die Krankheit typischen zähen Schleim, Wachstumsstörungen, häufig auftretende Durchfälle, Bauchschmerzen und aufgeblähter Bauch, behinderte Atmung durch die Nase, chronische Nebenhöhlenentzündung und eine oft salzig schmeckende Haut.

Die Krankheit wird auf verschiedene Defekte in dem sogenannten CFTR-Gen auf Chromosom 7 zurückgeführt. Dadurch kommt es zu Funktionsverlusten der endokrinen Drüsen, bei denen die Ausscheidungen bestimmter Drüsensekrete gestört sind. Als Folge daraus entstehen Gewebeschädigungen, die vor allem die Bauchspeicheldrüse und die Bronchien betreffen. Vor allem die Pankreasschädigungen werden für den direkten Zusammenhang von Mukoviszidose und Diabetes verantwortlich gemacht. Dies ist schon seit längerem bekannt, war aber kein großes medizinisches Problem, weil die Mukoviszidose-Patienten früher selten älter als 15 Jahre alt wurden. Diabetes mellitus entwickelt sich bei diesem Krankheitsbild aber erst zum Ende des zweiten Lebensjahrzehnts. In jüngster Zeit hat sich die Gesamtsituation stark verändert. Sowohl die verbesserten Untersuchungsmethoden bei Neugeborenen als auch gezielt entwickelte, effektivere Therapieformen haben dazu beigetragen, dass die Lebenserwartung der Betroffenen in den vergangenen Jahren deutlich gestiegen ist. Heute kann man davon ausgehen, dass rund drei Viertel aller Mukoviszidose-Patienten über 19 Jahre bereits eine gestörte Glukosetoleranz entwickelt haben. Bei älteren Patienten beträgt die Häufigkeit von Diabetes mellitus bis zu 40 Prozent. Die Diabeteserkrankung entwickelt sich dabei eher schleichend, wie es bei Typ-2-Diabetes typisch ist. Später entsteht daraus aber eine Typ-1-Erkrankung, die insulinabhängig wird.

Schwierig: die sinnvolle Ernährung

Eine besondere Problematik bei Menschen mit Mukoviszidose und Diabetes stellt die sinnvolle Ernährung dar. Ausgehend von der wissenschaftlich untermauerten These, dass bei einer Mukoviszidose der Körper nicht in vollem Umfang auf seine Fettdepots zurückgreifen kann, werden die üblichen Ernährungsempfehlungen bei Diabetes hinfällig. Während bei der Ernährungsumstellung von Typ-2-Diabetikern stets auf Fettvermeidung und Gewichtsreduzierung geachtet wird, trifft auf Mukoviszidose-Patienten eher das Gegenteil zu. Sie sollen möglichst hochkalorische Nahrungsmittel zu sich nehmen, ebenso viele komplexe Kohlenhydrate und Fette. Somit wird der erste für Diabetiker empfohlene Therapieschritt hinfällig. Es muss bereits bei den ersten Anzeichen von Glukoseintoleranz mit entsprechenden blutzuckersenkenden Medikamenten behandelt werden. Im Einzelfall ist dann abzuwägen, wann die Insulintherapie einsetzen soll. Der Ernährungsbereich wird hierbei so komplex, dass er nur von einer Fachperson sinnvoll gestaltet werden kann.

Diabetes und Nierenversagen

Rund ein Drittel aller Diabetiker leidet im weiteren Krankheitsverlauf unter Störungen der Nierenfunktionen, bei Medizinern als diabetische Nephropathie bekannt. Die Erkrankung tritt sowohl bei Typ-1- als auch bei Typ-2-Diabetikern auf. Unbehandelt schreitet sie voran und endet mit dem völligen Nierenversagen. Dialyse oder Nierentransplantation sind dann unausbleiblich. Wie bereits angesprochen, bilden die Diabetiker die größte Gruppe in den deutschen Dialysezentren.

Die Nephropathie entwickelt sich im Verlauf einer jahrelangen Diabeteserkrankung hauptsächlich aufgrund schlecht eingestellter Blutzuckerwerte. Häufig sind auch zu hohe Blutdruckwerte an der Entwicklung beteiligt. Durch die dauerhaft zu hohen

Werte verkalken die Arterien der großen Nierengefäße, die kleineren Gefäße werden ebenfalls geschädigt. Als direkte Folge scheidet der Organismus verstärkt Eiweiß mit dem Urin aus. Dies lässt sich medizinisch über das Eiweiß Albumium und seine Konzentration im Urin nachweisen. Bei geringen Mengen spricht man von Mikro-, bei größeren Mengen von Makroalbuminurie. Der Normalwert liegt bei 20 mg/l Albumium. Bei Werten zwischen 20 und 200 mg/l (Mikroalbuminurie) zeigt sich eine beginnende Nierenerkrankung. Liegen die Werte über 200 mg/l (Makroalbuminurie), geht der Mediziner von einer diabetischen Nierenerkrankung aus. Zur genaueren Diagnose werden auch die Nierenfunktionswerte im Blut bestimmt. Hierzu werden Harnstoff, Harnsäure und Kreatinin untersucht. Arbeiten die Nieren nicht mehr richtig, zeigen sich diese Werte erhöht. Dies alles lässt sich aber nur dann frühzeitig erkennen, wenn der Urin von Diabetikern auch regelmäßig auf Albumium und Nierenfunktionswerte hin untersucht wird. Leider ist das aber nicht immer der Standard, wie ich selbst erlebt und von zahlreichen anderen Betroffenen erfahren habe.

Nach neuen Erkenntnissen sollten bei erkannten Diabetikern die Untersuchungen des Urins in Bezug auf Nierenprobleme mindestens einmal jährlich durchgeführt werden. In der Praxis hat sich aber eine halbjährliche Untersuchung als wesentlich sinnvoller erwiesen, da die beste Therapie nur dann möglich ist, wenn eine Nierenschädigung so früh wie möglich erkannt wird.

Keine pauschale Therapie möglich

Für den Betroffenen selbst ist das Erkennen einer Nierenerkrankung recht schwierig, da sie jahrelang ohne erkennbare Beschwerden und Symptome verläuft. Machen sich typische Symptome bemerkbar, ist die Erkrankung bereits fortgeschritten. Hierzu gehören Leistungsschwäche, häufige Kopfschmerzen, unerklärlicher Juckreiz, Blutarmut und Wassereinlagerungen in den Beinen. Die Therapieformen hängen vom Grad der Erkrankung ab. Leider ist die Medizin auch hier nicht in der Lage, eine gezielte Therapie anbieten zu können. Die Entwicklung einer diabetischen Nierenerkrankung wird zwar wieder einmal auf die bereits überstrapazierten üblichen Risikofaktoren geschoben, doch trifft das bei vielen Diabetikern nicht zu. Trotz gut eingestellter Blutzuckerwerte, Nahrungsumstellung und Gewichtsreduzierung können auch stressfreie Nichtraucher unter den Diabetikern eine Nephropathie entwickeln. Die Ursachen sind in noch unbekannten Auslösefaktoren und der individuellen Stoffwechsellage eines Patienten zu suchen. Deshalb kann es keine pauschalen Therapievorgaben geben. Zumindest als vorbeugende Maßnahmen scheinen sich aber gute Einstellungen der Blutzucker- und Blutdruckwerte sowie eine möglichst eiweißarme Ernährung zu erweisen.

Diabetes und Osteoporose

Hinter dem Begriff Osteoporose verbirgt sich ein Krankheitsbild, das der Volksmund schlicht und ergreifend Knochenschwund nennt. Bekannt wurde diese Erkrankung erst vor rund zwei Jahrzehnten. Entdecker waren Ärzte der bekannten Charité in Berlin. Ihnen war bei vielen älteren Patienten ein krankhafter Verlust an Knochenmasse aufgefallen. Bei der weiteren Untersuchung dieses Phänomens fanden sie heraus, dass weitaus mehr Frauen als Männer von diesem Problem betroffen waren. Dieses Ergebnis deckte sich mit den Beobachtungen vieler Frauenärzte. Ihnen war aufgefallen, dass vor allem Frauen nach den Wechseljahren einen ungewöhnlichen Verlust ihrer Knochenmasse zu beklagen hatten. Heute weiß man, dass nahezu alle Frauen bis zum Erreichen des 80. Lebensjahres unter diesem Problem leiden. Der Knochenmasseverlust ist zwischen dem sechsten und siebten Lebensjahrzehnt am größten. Nach neuen Schätzungen geht die Fachwelt davon aus, dass fast zehn Millionen Frauen in unserem Land an Osteoporose erkrankt sind und eine viertel Million Männer.

Auf- und Abbau der Knochenmasse

Ging man früher davon aus, dass es sich bei den menschlichen Knochen um eine Substanz handelt, die sich einmal aufbaut und dann in dieser Form unverändert bleibt, weiß man es heute besser. Als man ab dem Jahr 1985 in der Lage war, die Knochendichte zuverlässig zu messen, erkannte man, dass sich die Knochenmasse permanent ab- und aufbaut. So reagiert der Körper auf die unterschiedlichsten Ansprüche und Belastungen, denen die Knochen ausgesetzt sind. Hierfür sind sogenannte Knochenfress- und Knochenbildungszellen verantwortlich, die Osteoblasten und Osteoklasten. Ist dieses Zusammenspiel gestört und wird mehr Knochenmasse ab- als aufgebaut, hat sich eine Osteoporose eingestellt. Die Knochen werden dünner und können leichter brechen. Dieser Zustand ist zwar nicht direkt lebensbedrohend, schränkt aber Beweglichkeit und Lebensqualität beträchtlich ein und kann zu Folgeerkrankungen führen. Als besondere Risikofaktoren wurde inzwischen ein Mangel an Kalzium erkannt.

Diabetikerinnen tragen ein erhöhtes Risiko

Für Diabetikerinnen ergeben sich besondere Risiken, die nicht nur durch die erhöhten Blutzuckerwerte, sondern durch die medikamentöse Bekämpfung dieses Problems entstehen können. Zu Beginn des Jahres 2007 erregte eine US-amerikanische Studie weltweit großes Aufsehen. Die US-Zulassungsbehörde FDA hatte den Pharmakonzern GlaxoSmithKline dazu verpflichtet, die US-Ärzte auf ein erhöhtes Knochenbruchrisiko hinzuweisen. Dieses kann sich nach der Einnahme des Wirkstoffs Rosiglitazion, der für orale Antidiabetika verwendet wird, einstellen. Auslöser für diese Anweisung waren die Ergebnisse der sogenannten »1-ADOPT-Studie« (A Diabetes Outcome and Progression

Trial), die im Dezember 2006 veröffentlicht wurden. Das Forschungsteam um den Wissenschaftler Steven E. Kahn konnte nachweisen, dass nach längerer Einnahme dieses Wirkstoffs das Risiko von Knochenbrüchen relevant steigt. Die kontrollierte Studie untersuchte über einen Zeitraum von vier Jahren hinweg das Knochenbruchrisiko bei drei verschiedenen Wirkstoffen, die als Monopräparate verabreicht wurden. Hierbei zeigte sich, dass 9,3 Prozent der Frauen mit Rosiglitazion Knochenbrüche erlitten. Bei den zum Vergleich verabreichten Mitteln mit den Wirkstoffen Metformin (5,1 Prozent) und Glyburid (3,8 Prozent) war die Rate erkennbar niedriger. Bei den männlichen Probanden konnte keine Erhöhung des Knochenbruchrisikos entdeckt werden. Aus reiner Vorsicht sollten Diabetikerinnen ab dem fünften Lebensjahrzehnt auf die Einnahme von Antidiabetika mit dem Wirkstoff Rosiglitazion verzichten. Bitten Sie Ihren behandelnden Arzt um ein Präparat mit einem anderen Wirkstoff.

Alternative Verfahren

Es ist nicht verwunderlich, dass alternative Verfahren zur Bekämpfung der Osteoporose mit allen Publikationsmitteln als unwirksam bekämpft werden. Dabei gibt es ein Verfahren, das seine Wirksamkeit bereits nachgewiesen hat. Es liegen bereits wissenschaftliche Aussagen dazu vor, doch sind diese leider meist nur in kyrillischer Schrift zu finden – und wer kann die schon lesen. In der alternativen Medizin ist dieses Verfahren als Biomechanische Stimulation (BMS) bekannt. Es wurde in der ehemaligen UdSSR entwickelt und zur Behandlung von Kosmonauten eingesetzt. Nach längerem Aufenthalt in der Schwerelosigkeit lässt die Dichte der Knochenmasse ebenfalls nach. So konnten die Kosmonauten nach ihrer Rückkehr schneller wieder regeneriert werden. Bei diesem Vibrationstraining steht der Betroffene auf einer Platte, die leicht vibriert. Die Vibrationen liegen im Frequenzbereich von 20 bis 50 Hz. Durch gezielte Übungen wird dabei ein Dehnreflex erzeugt, der bestimmte Muskelkontraktionen her-

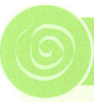

Ein Aufschrei der Empörung

Es ist nicht weiter verwunderlich, dass sofort nach Veröffentlichung dieser Studienergebnisse eine wahre Informationskampagne des Pharmakonzerns einsetzte, um diese Ergebnisse abzuschwächen. So erschienen dann auch im Februar 2007 in den meisten deutschen Fachpublikationen Artikel zu diesem Thema. Am häufigsten wurde darauf hingewiesen, dass zwar ein erhöhtes Knochenbruchrisiko nachgewiesen wurde. Da es sich dabei aber vor allem um Brüche der oberen Knochen, Arm und Hand, und der unteren Extremitäten, also im Fußbereich handelt, sei ein erhöhtes Osteoporoserisiko nicht relevant. Die üblichen osteoporotischen Bruchstellen seien ja im Bereich von Hüfte und Wirbelsäule zu sehen. Meines Erachtens eine recht durchsichtige PR-Strategie.

vorruft. Dabei treten Kräfte auf, die den Knochen zu rascherem Wachstum stimulieren. Auch die Magnetfeldtherapie mit ihren pulsierenden elektromagnetischen Feldern stimuliert den Knochenaufbau. Darauf weisen jedenfalls einige alternative Therapeuten hin, die mit dieser Methode erfolgreich arbeiten.

Diabetes und Parodontitis

Parodontitis, im allgemeinen Sprachgebrauch auch Parodontose genannt, hat sich mittlerweile zu einer wahren Volksseuche entwickelt. Will man den Zahnärzten glauben, finden sich bei mehr als 80 Prozent aller Menschen in unserem Land bereits Anzeichen für eine Zahnfleischentzündung. Als Hauptgrund wird mangelnde Mundhygiene angegeben. Bei einem gesunden Menschen tummeln sich bis zu 500 verschiedene Bakterienarten in der Mundhöhle. Die meisten davon sind für uns völlig harmlos.

Nimmt aber die Menge der Bakterien zu, weil man beispielsweise Mund und Zähne nicht genügend pflegt, bildet sich daraus ein Zahnbelag, die sogenannte Plaque. Die gefährlichen Bakterien vermehren sich weiter und rufen Entzündungen hervor. Nun lagern sich noch Mineralien aus dem Speichel ein und fördern das Plaquewachstum vor allem im Bereich des Zahnfleischsaums rund um die Zähne. Durch Toxine aus dem Stoffwechsel der Bakterien, die in das Zahnfleisch eindringen, entstehen Entzündungen. Diese führen mit der Zeit zu Vertiefungen der sogenannten Zahnfleischtasche. Gleichzeitig wird auch der Kieferknochen angegriffen, in dem der Zahn verankert ist. Das Zahnfleisch geht zurück, die Zahnhälse liegen offen und beginnen zu schmerzen, letztendlich fällt der betroffene Zahn aus oder muss gezogen werden.

Regelmäßige Kontrolluntersuchungen

Ist der Organismus durch Krankheiten zusätzlich geschwächt, haben es die Mundbakterien noch einfacher, sich auszubreiten und ihr zerstörerisches Werk fortzusetzen. Das geschwächte Immunsystem von Diabetikern ist kaum in der Lage, gegen eine beginnende Entzündung anzugehen. Deshalb sind alle Diabetiker besonders gefährdet, wenn von Parodontitis die Rede ist. So ist es nicht weiter verwunderlich, dass fast 90 Prozent aller Diabetiker im Verlauf ihrer Krankheit mit Entzündungsproblemen im Mundbereich zu tun bekommen.

Sobald erste Plaques entstehen, sollten Sie deshalb unbedingt einen Zahnarzt aufsuchen. Hier gibt es aber ein kleines Problem. Plaques sind anfänglich für das bloße Auge unsichtbar. Der Zahnarzt wendet hier einen kleinen Trick an. Mit Hilfe von Lebensmittelfarbstoff kann er sie sichtbar machen und so lokalisieren und entfernen. Deshalb sollten alle Diabetiker regelmäßige Kontrolluntersuchungen ihrer Mundhöhle machen lassen. Nur so kann man unangenehmen Zahn- und Zahnfleischproblemen entgehen.

Diabetes und Polyneuropathie

Eines der größten Probleme eines langjährigen Diabetesleidens sind die sich über die Zeit hin entwickelnden Nervenschädigungen, medizinisch diabetische Polyneuropathie genannt. Nach mehr als zehn Jahren entwickelt mehr als die Hälfte aller Diabetiker Neuropathien. Hierbei kann jeder einzelne Nerv im menschlichen Körper betroffen sein. Man unterscheidet in der Medizin zwei Hauptformen:

- **Periphere Polyneuropathie:** Sie betrifft die durch den eigenen Willen zu beeinflussenden Nervensysteme, wie etwa das Fühlen (sensibel) oder die Muskelbewegungen (motorisch).
- **Autonome Polyneuropathie:** Diese Form stört das vegetative Nervensystem, das unsere Organe unterbewusst steuert. Es lässt uns beispielsweise regelmäßig atmen und reguliert den Herzschlag so wie alle anderen automatisch ablaufenden Funktionen.

Die Polyneuropathie hat die unangenehme Eigenschaft, sowohl die Wahrnehmung von Reizen als auch die Funktion von Organen zu beeinträchtigen. Besonders gefährlich kann sich aber eine Schädigung der Nerven des Herzens bemerkbar machen. Die Gefahr eines plötzlichen Herztodes ist bei solchen Patienten um das Vierfache erhöht. Besonders heimtückisch ist dabei, dass ein Herzinfarkt in vielen Fällen ohne Ankündigung und völlig schmerzlos verlaufen kann. Glaubt man den fachlichen Schätzungen, so leiden bereits 15 Prozent der Typ-2-Patienten an einer Schädigung der Herznerven, noch ehe ihr Diabetes festgestellt wird. Die Schädigungen durch eine Polyneuropathie setzen nicht erst ein, wenn sich erste Symptome zeigen. Sie beginnen wesentlich früher und verlaufen meist schleichend. Deshalb gehen inzwischen immer mehr Therapeuten dazu über, bei ersten Symptomen einer Polyneuropathie auch Nicht-Diabetiker auf beginnenden Diabetes hin zu untersuchen.

Vielfältige Symptome

Die Symptome, die in einer langjährigen Diabetikerlaufbahn auftreten können, sind vielfältig und von den betroffenen Organen und Körperteilen abhängig.

- Besonders häufig stellen sich erste typische Symptome an den Zehen ein. Sie beginnen zu kribbeln und werden teilweise gefühllos. Das Kalt-Warm-Empfinden ist plötzlich gestört.
- Häufig macht sich auch der Magen-Darm-Trakt unangenehm bemerkbar. Es stellen sich Schluckbeschwerden ein, Völlegefühl tritt auf, Verstopfung und Durchfall wechseln sich ab und die Magenentleerung funktioniert nicht mehr richtig.
- Sind die Harnwege betroffen, kann der solcherart erkrankte Patient nicht mehr spüren, wie stark seine Harnblase gefüllt ist. Es kommt zur unkontrollierten Entleerung. Bei Männern können sich auch Potenzprobleme einstellen.
- Bei einem nervlich gestörten Hormonsystem bemerken viele Diabetiker nicht, wenn sie unterzuckert sind (Hypoglykämie), weil sich die dafür typischen Symptome wie Unruhe und Schweißausbrüche nicht einstellen.
- Die bereits erwähnten Probleme bei der Schädigung der Herznerven können sich auch auf den Kreislauf auswirken. Ein schwankender Blutdruck kann beim Aufstehen oder Niederlegen zu Schwindelanfällen führen.

Außer den aufgeführten charakteristischen Symptomen kann es zu zahlreichen anderen Beschwerden kommen, die direkt oder indirekt von einer diabetischen Polyneuropathie beeinflusst werden.

Die Ursachen sind unbekannt

Wie bei den meisten sich langsam entwickelnden Gesundheitsproblemen wurden auch die Ursachen einer Polyneuropathie bislang nicht entdeckt. Es werden verschiedene medizinische Thesen diskutiert. Eine geht davon aus, dass Glukose-Eiweiß-

Verbindungen, die bei hohen Blutzuckerwerten entstehen, anfänglich die Nervenzellfunktionen stören und im weiteren Verlauf den völligen Verlust der Funktionen bewirken. Dies ist dann nicht wieder umkehrbar, da eine Erneuerung der Zellfunktionen nicht möglich ist. Andere Thesen gehen von bestimmten Entzündungsbotenstoffen aus, die bei erhöhten Blutzuckerwerten vermehrt ausgeschüttet werden. Hier werden vor allem die Tumornekrosefaktoren genannt, aber auch Interleukine, das sind körpereigene Botenstoffe der Zellen des Immunsystems, und Zytokine, zuckerhaltige Proteine, die regulierende Funktionen beim Wachstum und bei der Differenzierung von Körperzellen haben. Eine weitere These geht davon aus, dass Schädigungen der feinen Blutgefäße, deren Aufgabe die Versorgung der Nerven ist, eine Mitverantwortung bei der Entstehung diabetischer Nervenschädigungen tragen.

Wegen der Komplexität der Zusammenhänge zwischen erhöhten Blutzuckerwerten und Neuropathien ist eine umfassende Diagnose nahezu unmöglich. Es werden heute nur einzelne Bereiche des nervlichen Geschehens getestet, um so zumindest die peripheren Nervenschädigungen so früh wie möglich zu erkennen. Hierbei wird zum Beispiel die Temperaturempfindlichkeit der Haut untersucht, oder es werden die Reflexe mit Hilfe des altbekannten Reflexhammers getestet. Das Elektrokardiogramm (EKG) zeigt die Blutdruckwerte in Ruhe und Bewegung. Das Elektromyogramm (EMG) zeichnet gezielt die Aktivität einzelner Muskeln auf und die Elektroneurographie (ENG) gibt Aufschluss über die Nervenaktivität.

Diabetes und Retinopathie

Der Fachbegriff Retinopathie steht für Netzhauterkrankung. Ist der Betroffene an Diabetes erkrankt, spricht man von einer diabetischen Retinopathie. Dieser Erkrankung entwickelt sich bei Diabetikern meist über viele Jahre hinweg und wird nur selten im

Wurde ein bestimmtes Symptom auf dem Untersuchungsweg erkannt und der diabetischen Polyneuropathie zugeordnet, wird heute in den meisten Fällen eine Therapie eingeleitet, die nicht nach medizinischen, sondern nach kassenpolitischen Kriterien zusammengestellt wird. Doch muss nicht immer das Pharmaangebot die erwünschte Linderung der Symptome bringen. Vor allem bei auftretenden Problemen mit den Füßen können alternative Behandlungsformen oft sinnvoller sein. Wie mir mehrere Diabetiker berichteten, haben sie sehr gute Erfolge mit der Fußreflexzonenmassage erzielt, auch Akupunktur wurde häufig zu diesem Problem erwähnt. Wichtig ist aber die Auswahl bequemer Schuhe, die angepasst sein sollen und nicht drücken dürfen. Bei leichten Verletzungen und kleineren Druckstellen hilft das australische Teebaumöl rasch und ohne unerwünschte Nebenwirkungen. Die DDG rät Betroffenen, auf Barfußlaufen zu verzichten, um das Verletzungsrisiko zu minimieren. Ich selbst habe aber in den vergangenen drei Jahren die gegenteilige Erfahrung gemacht. Ich nutze heute jede Möglichkeit, um mich zumindest daheim mit nackten Füßen zu bewegen. Seitdem habe ich keine Druck- und Scheuerstellen mehr, die mich zuvor häufig gequält haben. Im Freien trage ich den ganzen Sommer über nach Möglichkeit nur leichte Sandalen und keine Socken und fühle mich pudelwohl dabei. Außerdem habe ich mir auf Anraten eines Physiotherapeuten angewöhnt, die Zehen im Sitzen sooft wie möglich zu bewegen. So werden sie besser durchblutet und auch die Nerven werden ständig gefordert. Seit einiger Zeit habe ich sogar das subjektive Gefühl, dass sich sowohl die Taubheit als auch das Warm-Kalt-Gefühl wieder verbessert hat. Doch wie gesagt, das sind nur meine eigenen Erfahrungen.

Frühstadium erkannt. Das Gesundheitsproblem an der Netzhaut entsteht, weil der erhöhte Blutzucker die Innenwände der feinen Netzhautgefäße schädigt. Diese sorgen für die notwendige Ernährung der Netzhaut. Sie werden durchlässig, fachlich spricht man dann von einer gestörten Blut-Retina-Schranke, oder beginnen zu verstopfen. Die Netzhaut (Retina) dient unserer Lichtwahrnehmung. Spezielle Sinneszellen nehmen von außen auf das Auge treffende Lichtreize auf. Diese werden dann zum Gehirn weitergeleitet und dort zu einem wahrnehmbaren Bild verarbeitet. Treten nun Veränderungen an den Gefäßen auf oder tritt Blut in die Netzhaut ein, ist die Verarbeitung der Lichtreize gestört, im schlimmsten Fall gar nicht mehr möglich. Das Auge kann so erblinden.

Statistische Erhebungen zeigen, dass rund zwei Drittel aller Diabetiker nach 15 oder mehr Krankheitsjahren mit diesem Problem zu tun haben. Hierbei fällt allerdings eines auf: Tritt die Diabeteserkrankung bereits in jungen Jahren auf, verläuft die Entwicklung einer Retinopathie wesentlich rascher. Wird Diabetes erst im fortgeschrittenen Alter zur Erkrankung, verläuft eine Netzhautschädigung langsamer. Da Schädigungen der Netzhautzellen immer irreparabel sind, ist eine Heilung der diabetischen Retinopathie nicht möglich.

Behandlungsziel und Möglichkeiten

Behandlungsziel kann es deshalb nur sein, den derzeitigen Status zu erhalten oder den Fortschritt der Erkrankung zu verzögern. Die beste Erfolgsaussicht bietet das exakte Einstellen der Blutzuckerwerte. Bereits eingetretene leichte Schädigungen der Netzhaut können heute mit Hilfe der Lasertherapie korrigiert werden. In schweren Fällen bietet die Medizin ein relativ neues Operationsverfahren an, Vitrektomie genannt. Ob und wie erfolgreich so ein chirurgischer Eingriff verläuft, ist immer vom individuellen Zustand des Betroffenen und seiner Netzhaut abhängig. Die besten Therapieergebnisse werden immer dann erzielt, wenn das

Netzhautproblem frühzeitig erkannt wird. Deshalb sollten Sie sich mindestens einmal pro Jahr bei Ihrem Augenarzt zur Kontrolle der Netzhaut einfinden. Bei ersten Anzeichen einer Leseschwäche sollten Sie sofort einen Augenarzt oder Optiker aufsuchen. Meist hilft schon eine einfache Lesebrille, die kein Vermögen kosten muss. Ignorieren Sie die ersten Anzeichen, kann dies auf Dauer permanente Kopfschmerzen zur Folge haben, weil Sie die Augen überanstrengen. Die Leseschwäche wird sich nicht von allein wieder geben, muss sich aber nicht verstärken.

Diabetes und Schilddrüsenprobleme

Häufig verkannt ist die Wechselwirkung zwischen Schilddrüsenproblemen und Diabetes mellitus. Die Schilddrüse ist an wichtigen Funktionen des Muskel- und Nervensystems beteiligt. Mit ihren Hormonen ist sie für deren Wachstum und Kontrolle verantwortlich. Um dieser Funktion störungsfrei nachkommen zu können, sind die Schilddrüsenhormone in Zusammensetzung und Wirkung optimal aufeinander abgestimmt. Kleinste Störungen können deshalb große Auswirkungen haben. Besonders Frauen ab dem 45. Lebensjahr erleben solche Störungen häufiger. Heute wird bei jeder zweiten Frau dieser Altersgruppe eine Fehlfunktion diagnostiziert. Leiden Schilddrüsenpatientinnen zusätzlich an Diabetes, kann es leicht zu unvorhersehbaren Komplikationen kommen. Die Wissenschaft geht davon aus, dass auch Fehlfunktionen der Schilddrüsen das Diabetesrisiko erheblich steigern können. Liegt bereits ein Diabetes vor, kann die gestörte Schilddrüse direkt auf den Blutzuckerwert einwirken.

Überfunktion und Unterfunktion

Eine Schilddrüsenüberfunktion kann die Insulinausschüttung erhöhen und so eine Insulinresistenz deutlich verstärken. Wird bei einem Diabetiker eine Überfunktion der Schilddrüse erkannt, sind Probleme mit der richtigen Einstellung der Blutzuckerwerte bereits vorprogrammiert. Trotz einer guten Grundeinstellung kann es wegen der Stoffwechselschwankung immer wieder zu Phasen der Überzuckerung kommen. Bei einer Schilddrüsenunterfunktion liegt als Auslöser häufig eine Entzündung vor. Aufgrund der autoaggressiven Prozesse eines Diabetes erleiden Typ-1-Diabetiker fünfmal häufiger solche Entzündungsprozesse als Nicht-Diabetiker. In der Praxis bedeutet das für diese Patientengruppe, dass sie wesentlich weniger Insulin spritzen sollten als vorgesehen. Wird das Schilddrüsenproblem nicht rechtzeitig erkannt, droht das Risiko einer Unterzuckerung, die in ihrer schlimmsten Form zum Tod führen kann. Es ist also für Diabetiker ratsam, auch die Schilddrüsenfunktionen regelmäßig untersuchen zu lassen.

Diabetes und Zöliakie

Zöliakie ist die Bezeichnung für eine chronische Erkrankung der Schleimhaut des Dünndarms. Diese entwickelt eine Überempfindlichkeit auf Gluten. So wird ein Klebereiweiß genannt, das in vielen Getreidesorten, aber auch in anderen Nahrungsmitteln steckt. Gelangt glutenreiche Nahrung in den Darm, entzündet sich die Dünndarmschleimhaut. In direkter Folge werden die Darmepithelzellen massiv zerstört, was zur Folge hat, dass die wichtigen Nährstoffe nur schlecht oder gar nicht aufgenommen werden können. Sie verbleiben unverdaut im Darm und werden letztendlich wieder ausgeschieden. Die Symptome der Erkrankung sind dementsprechend typisch. Chronische Durchfälle stellen sich ein, die wegen der ebenfalls gestörten Fettverdauung klebrig und fettig glänzend sein können. Es kann zu Erbrechen kommen. Appetitlosigkeit kommt hinzu und im weiteren Verlauf auch Schlappheit und Lustlosigkeit. Bei erkrankten Kindern sind die Symptome gravierend und haben Einfluss auf ihr gesamtes Leben. Sie nehmen nicht ausreichend an Gewicht zu und es kommt zu Entwicklungsschäden. Das Wachstum bleibt zurück. Der Fachmann nennt dies eine Gedeihstörung. Zöliakie-Kinder fallen häufig durch besonders dünne Arme und Beine und einen gewölbten, leicht aufgeblähten Bauch, aber auch durch Misslaunigkeit und andere psychische Störungen auf. Die Symptome müssen sich aber nicht immer zeigen. Es gibt auch Zöliakie-Betroffene, bei denen die Erkrankung über Jahre hinweg unerkannt bleibt. Deshalb spricht man in der Fachliteratur auch von einem »Eisbergphänomen«. Nur ein kleiner Teil der tatsächlich Erkrankten wird erkannt. Es gibt weitaus mehr unbekannte als bekannte Krankheitsfälle, weil sowohl die Erkrankung als auch die Symptome kaum bekannt sind. Dies gilt für die Bevölkerung, aber auch für viele Hausärzte, denen oft das entsprechende Fachwissen fehlt. Ist die Erkrankung dennoch diagnostiziert, sind viele behandelnde Ärzte auch nicht viel schlauer als zuvor. Außer einer Ernährungsumstellung auf glutenfreie Nahrung bieten sich derzeit keine anderen effektiven Therapiemöglichkeiten.

Wichtig: ein Antikörpertest

Der Anteil der Zöliakie-Patienten wird in unserem Land auf etwa 0,5 Prozent geschätzt. Betrachtet man aber den Anteil der Diabetiker, fällt auf, dass fünf bis sieben Prozent der Typ-1-Diabetiker ebenfalls unter Zöliakie leiden. Genauere Untersuchungen ergaben, dass bei den meisten Erkrankten zuerst Diabetes mellitus diagnostiziert wurde und erst später eine Zöliakie. Die genauen Zusammenhänge dieser besonderen Krankheitskombination sind noch nicht bekannt. Der britische Diabetologe Geoffrey Holmes hat sich in den vergangenen Jahren diesem Themenbereich intensiv gewidmet. Er vertritt die These, dass die Symptome erst nach dem Beginn einer glutenfreien Diät deutlich erkannt werden. Nach seiner These verbessern sich die Blutzuckerwerte nach einer Abheilung der Darmentzündung. Somit bringt die Umstellung auf glutenfreie Ernährung auch eine Verbesserung des Diabeteszustands. Deshalb empfiehlt der britische Diabetologe einen generellen Antikörpertest bei allen Diabetes-Kindern. Dieser äußerst sinnvolle Vorschlag ist aber in unserem Land wieder einmal völlig umstritten, sodass hier die aktive Mitwirkung der Eltern gefragt ist. Wurde bei einem Kind Typ-1-Diabetes festgestellt, sollten Sie auf einem Antikörpertest bestehen. Nur so kann eine eventuell vorhandene Zöliakie möglichst frühzeitig entdeckt werden.

Medikamente
und ihre

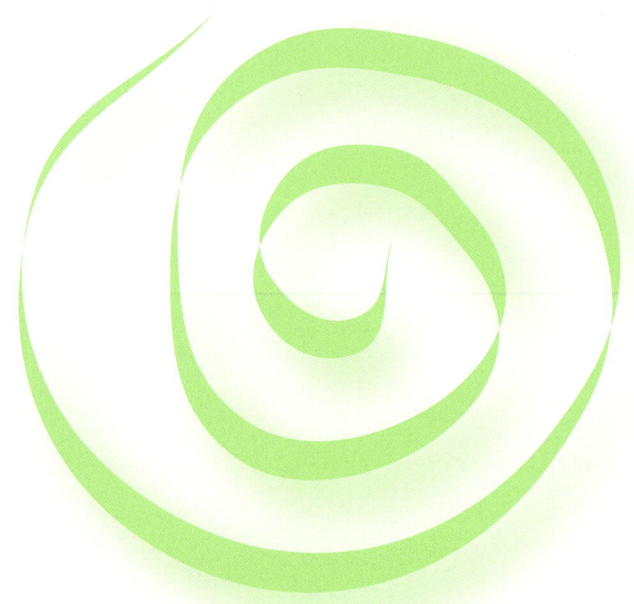

Wechsel-
wirkungen

Frei nach dem Motto »Der Arzt weiß es sowieso besser als ich« nehmen viele Diabetiker das verordnete Rezept entgegen, holen das Medikament in der Apotheke und nehmen die Präparate ohne Hinterfragen ein. Gerade im Umgang mit Medikamenten ist jedoch Vorsicht angesagt. Führen Sie ein Tagebuch, in das Sie neben den regelmäßigen Einnahmen alle Veränderungen oder Zusatzmedikamente eintragen. Vermerken Sie alles, was sie als »anders« empfinden. Unerklärliches Kopfweh, plötzlicher Durchfall, auffällige Lustlosigkeit, Nervosität oder Gereiztheit können Symptome sein, die auf unerwünschte Medikamentenwirkungen hindeuten. Weisen Sie Ihren behandelnden Arzt umgehend darauf hin. Möglicherweise hilft ein Medikamentenwechsel hin zu anderen Wirkstoffen. Haben Sie keine Angst davor, möglicherweise als Querulant oder überempfindlich angesehen zu werden. Die eigene Medikamentenkontrolle ist nicht nur Ihr Recht, sondern auch Ihre Pflicht – der eigenen Gesundheit zuliebe.

Der gut informierte Patient

Die Einstellung vieler Patienten zu ihrem behandelnden Arzt hat sich jedoch erheblich verändert. Dazu beigetragen hat sicher das Medium Internet mit seinen vielfältigen Informationsmöglichkeiten. Der früher oft geforderte »informierte und mitwirkende Patient« wird für viele Allgemeinärzte inzwischen zum Graus. Haben sich unsere Eltern und Großeltern noch nahezu willenlos allen ärztlichen Anordnungen ergeben, diskutieren heute vor allem jüngere Menschen mit ihren Therapeuten. Das kostet den behandelnden Arzt natürlich viel Zeit, die er nach den Vorgaben der sogenannten Gesundheitsreform gar nicht mehr hat. Nicht selten kommt es vor, dass ein Patient über seine eigene Krankheit umfassender informiert ist als sein Hausarzt.
Dies gilt vor allem für den Medikamentenbereich. Kein Mensch kann die Namen und Wirkungsweisen von mehr als 20.000 verschiedenen Medikamenten im Kopf haben. Niemand ist in der

Lage, sie auf Knopfdruck abzurufen und dann auch noch alle bekannten Neben- und Wechselwirkungen zu erkennen. Diese
wichtige Aufgabe bei der Therapiefindung fällt heute dem Computer zu, der in keiner Arztpraxis mehr fehlt. Damit ein eigentlich recht dummer Rechner überhaupt etwas leisten kann, muss
er mit entsprechenden Programmen gefüttert werden. Die für
einen Arzt wichtigen Therapieprogramme sind sehr kostenin-
tensiv, wenn es da nicht die allzeit hilfreichen Pharmakonzerne
gäbe. Über ihre Referenten versorgen sie auf Wunsch jeden niedergelassenen Arzt mit diesen Programmen und stellen selbst-
verständlich auch die wichtigen Updates bereit. So ist der Arzt
immer auf dem aktuellen Wissensstand. Ebenso wie alle Apotheker.

Wirtschaftliches Interesse der Pharmariesen

In der Praxis verschenken die Medikamentenhersteller diese
Programme natürlich nicht ohne wirtschaftliches Interesse. Um
den Umsatz der eigenen Medikamente zu fördern, werden die
Computerdaten so aufbereitet, dass bei einem Therapievorschlag stets das entsprechende eigene Medikament an erster
Stelle der Vorschläge steht. Das macht Sinn, zumindest für den
Hersteller. Da aber alle Pharmafirmen so arbeiten, relativiert
sich dieser Effekt wieder ein wenig. Das größte Problem dieser
Computertherapie sehe ich auch nicht in der Markenauswahl,
sondern in den Kombinationen von Wirkstoffen für die einzelnen
Krankheitsbilder. Auch in diesem Bereich werden nach Möglichkeit die Medikamente des Herstellers kombiniert, der das Programm erstellen ließ. Dies geschieht auch dann, wenn sich in
der Praxis andere Kombinationen als wesentlich wirksamer er-
wiesen haben. Wer will schon kostenlose Werbung für die Kon-
kurrenz machen?

Zwangsjacke Gesundheitssystem

Eine weitere Einschränkung des Arztes bei der Suche geeigneter Medikamente bereitet unser Gesundheitswesen. Die Politik schreibt den Ärzten inzwischen vor, welche Arzneimittel sie den gesetzlich Versicherten verschreiben dürfen und welche nicht. Unter diesen Zwängen kann in unserem Land kaum ein Mediziner die Behandlung vornehmen, die er persönlich als sinnvoll und mit wenigen Wechselwirkungen behaftet erkennt. Er kann nur noch in der Bandbreite verschreiben, die ihm Pharmakonzerne und Politik einräumen. Das kann einen erfolgreichen Behandlungsverlauf deutlich verschlechtern. Es führt auch zwangsweise dazu, dass selbst erkannte Neben- und Wechselwirkungen keine so große Rolle mehr spielen wie noch vor einigen Jahren. Hauptsache, den Vorgaben ist Genüge getan. Unter diesen für alle Patienten unerfreulichen Aspekten ist die eigene Aufmerksamkeit besonders gefragt. Die unerwünschten Neben- und Wechselwirkungen können zusätzliche Gesundheitsprobleme verursachen, die mit weiteren Medikamenten behandelt werden müssen. Der Wechselwirkungskreislauf beginnt erneut zu rotieren und sich in eine völlig andere Richtung zu bewegen. Neue Störungen treten auf und werden ebenfalls medikamentös behandelt und so weiter. Ein Teufelskreis entsteht.

Zerstörerisches Eigenleben der Medikamente

Mir ist der konkrete Fall einer Frau aus meinem Umfeld bekannt, die vor einigen Jahren mit leichter innerer Unruhe zu ihrem Hausarzt ging. Dieser verschrieb ihr ein Beruhigungsmittel und überwies sie an einen Frauenarzt. Nach einem halben Jahr und der Hinzuziehung eines Neurologen und eines Endokrinologen waren ihr acht verschiedene Medikamente verordnet worden. Sie nahm über den Tag verteilt 30 Tabletten ein. Aus der leichten inneren Unruhe hatte sich eine echte Depression mit Panikattacken entwickelt. Außerdem blieb ihre Periode aus. Ich riet ihr deshalb, einen befreundeten Allgemeinmediziner zu konsultieren, der auch alternative Medizinformen in seine Therapien einbezieht. Ein wichtiger Aspekt war, dass er sehr viel über mögliche Wechselwirkungen weiß.

Innerhalb weniger Wochen setzte er alle Medikamente bei der Frau ab. Einige ersetzte er durch homöopathische und rein pflanzliche Mittel, andere fielen ganz weg. Es dauerte aber ein weiteres Jahr, bis die Frau wieder ein normales Leben führen konnte. Heute nimmt sie kein Medikament mehr ein. Zwar stellt sich auch hin und wieder das Gefühl der inneren Unruhe ein, doch dann hilft ein homöopathisches Mittel rasch und problemlos. Dieser Fall hat mir deutlich gezeigt, wie rasch und intensiv nicht aufeinander abgestimmte Medikamente zur Bekämpfung einzelner Symptome ein zerstörerisches Eigenleben entwickeln können, ohne dass dies von den behandelnden Ärzten erkannt wird. Deshalb ist die eigene Mitarbeit als Patient heute unerlässlich.

Medikamente für Männer, Medikamente für Frauen

Es ist heute kein medizinisches Geheimnis mehr: Medikamente wirken bei Frauen anders als bei Männern. Leider vermisst man aber entsprechende Hinweise auf den Beipackzetteln. Sinnvoll wären etwa unterschiedliche Dosierungsempfehlungen. Sowohl Mediziner als auch Hersteller scheint dieses offensichtliche Problem aber nicht zu interessieren. Die meisten Mittel werden weiterhin fast nur an männlichen Probanden getestet, jedenfalls wenn es sich um den deutschen Markt handelt. In den USA sieht es da seit mehr als zehn Jahren etwas anders aus. Doch auch die amerikanischen Frauen mussten ihr Recht auf Medikamententestung einklagen. Basis für diese Klage bildeten die AIDS-Tests, die ausschließlich mit Männern durchgeführt wurden. So entstanden AIDS-Therapien, die ausschließlich auf Wirkungen bei Männern bezogen waren. US-Frauenrechtlerinnen liefen dagegen Sturm und erreichten so eine höchstrichterliche Entscheidung in ihrem Sinn. Seitdem fordert die für eine Medikamentenzulassung zuständige US-Behörde FDA von allen Pharmaunternehmen den Nachweis, dass ihre Medikamente an beiden Geschlechtern im Rahmen klinischer Studien untersucht worden sind. Dies betrifft auch deutsche Arzneimittelhersteller, die ihre Produkte auf den amerikanischen Markt bringen wollen. In diesen Fällen richten sie sich nach den US-Vorgaben. Bei den Arzneien für den europäischen Markt bleibt aber alles beim Alten.

Typisch männlich: Sichtweise der Medizin

Fragt man die Verantwortlichen, warum Frauen so selten an Medikamententests teilnehmen, bekommt man stets die gleiche Antwort. Das Risiko einer Schwangerschaft während der Testphase sei zu groß. Dadurch würden sowohl das Schädigungsrisiko beim Ungeborenen erhöht als auch die Testergebnisse verändert. Seit dem Contergan-Skandal in den 1960er Jahren wurden Frauen deshalb aus den meisten Tests verbannt. Da es aber Tausende von Frauen gibt, die aus den unterschiedlichsten Gründen nicht schwanger werden können, wirkt dieses Argument nicht besonders stichhaltig. Man kann eher den Fachleuten glauben, die auf die Kostenseite verweisen. Untersuchungen mit Frauen sind wesentlich teurer, weil man mehr Gruppen bilden muss. Frauen vor und nach dem Monatszyklus, vor und nach der Menopause, das wird kompliziert und verteuert jede Studie. Hinzu kommt auch noch die typisch männliche Sichtweise, die in der Forschung immer noch vorherrscht. Doch irgendwann müssen auch diese Probleme beseitigt werden, denn ohne geschlechtsspezifische Medikamente sind gezielte Therapien nur schwer möglich.

Obwohl seit Jahrzehnten die Gleichberechtigung der Frauen in aller Welt lautstark propagiert wird, trifft dies in der Medizin nicht zu. Es sind nicht nur die rein körperlichen Unterschiede wie Geschlechtsmerkmale, Statur, Gewicht, Verteilung von Fett und Muskelmasse oder der unterschiedliche Wassergehalt des

Körpers. Es liegt auch an unterschiedlichen Stoffwechselvorgängen und vor allem an den Hormonen. Während bei der Frau Östrogen aktiv wirkt, ist es beim Mann Testosteron. Ein weiterer wichtiger Aspekt wird häufig von den Patientinnen nicht erkannt. Viele Frauen nehmen bereits Medikamente zu sich, ohne sich dessen bewusst zu sein. Bei den jungen Frauen ist es zum Beispiel die Antibabypille, bei Frauen im fortgeschrittenen Alter sind es Hormonpräparate gegen die Beschwerden in den Wechseljahren. Viele Patientinnen nehmen diese Mittel regelmäßig ein, ohne weiter über entstehende Problematiken mit anderen Medikamenten nachzudenken. Konsultieren sie dann wegen anderer Erkrankungen Fachärzte, ist diesen oft nicht bewusst, dass bereits Pille oder Hormone verabreicht werden. Man kann also auch ohne ein abgeschlossenes Medizinstudium rasch erkennen, wie komplex das Thema der unterschiedlichen Dosierung von Arzneien bei Mann und Frau in der Realität ist.

Einige Diabetikerinnen erklärten mir, dass sie sich ihre Antidiabetika lieber von Ärztinnen oder einem ausgewiesenen Frauenarzt verschreiben lassen. Diese beiden Gruppen der Ärzteschaft sind sich der Dosierungsproblematik bewusster als die meisten Allgemeinmediziner. Wer aber seinen Hausarzt nicht missen möchte, sollte sich zusätzlichen Rat über Medikament und Tagesdosis einholen. Häufig wissen auch gute Apothekerinnen und ihre männlichen Kollegen besser über einzelne Präparate und bekannte Wechselwirkungen Bescheid.

Die Formen von Wechselwirkungen

Der Traum eines jeden Patienten und sicher auch seines Arztes wäre eine zentrale Wirkungsdatenbank im Internet. In dieser sollten alle möglichen Neben- und Wechselwirkungen von sämtlichen Medikamenten aufgeführt sein. Doch das ist reine Utopie. Es ist zwar technisch möglich, praktisch aber nicht durchführbar. Das Hauptproblem hierbei ist das Wissen um alle möglichen Verwicklungen und Störungen, die unterschiedliche Medikamente bei gleichzeitiger Einnahme in unterschiedlichen Dosierungen hervorrufen können. Somit wird und kann eine real existierende Datenbank oder eine sonstige Auflistung immer nur einen Teil der bisher bekannten unerwünschten Wirkungen von Medikamentenkompositionen aufzeigen. Dies gilt natürlich auch für die nachfolgende kleine Übersicht.

Potenziell gefährlich: Breitband-Antibiotika

Antibiotika ist ein Sammelbegriff für Arzneien zur Behandlung von bakteriellen Infektionserkrankungen. Zu Beginn der Entwicklung von Antibiotika handelte es sich um natürlich gebildete Stoffwechselprodukte von Bakterien oder Pilzen. Bereits in winzigen Mengen waren sie in der Lage, das Wachstum von Mikroorganismen aufzuhalten oder abzutöten. In der Fachliteratur wird Salvarsan als erstes Antibiotikum der Geschichte beschrieben. Es wurde 1910 von Paul Ehrlich in die Medizin eingebracht und war darauf abgestimmt, die damals noch weit verbreitete Syphilis, eine Geschlechtskrankheit, zu bekämpfen. Wesentlich bekannter ist ein anderes Antibiotikum mit einer weitaus größeren Anwendungsbreite. Die Rede ist von Penicillin, das 1928 von Alexander Fleming entdeckt wurde. Der weltweite Erfolg von Penicillin führte zur bis heute anhaltenden Suche nach weiteren Antibiotika. Inzwischen werden neben den natürlichen auch synthetische und gentechnische Antibiotika eingesetzt. Von den bis heute rund 8000 bekannten antibiotisch wirkenden Substanzen wird allerdings nur ein Prozent therapeutisch angewendet. Sie zählen aber zu den weltweit am häufigsten verschriebenen Medikamenten. Ihr Marktanteil liegt bei 13 Prozent und bildet somit den größten Einzelbereich des gesamten Arzneimittelverbrauchs. In Deutschland waren 2006 mehr als 2700 Antibiotika-Präparate zugelassen.

Den Antibiotika wird nachgesagt, dass sie gut verträglich sind und eine große therapeutische Anwendungsbreite haben.

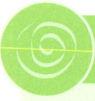 **Neben- und Wechselwirkungen**

Antibiotika sind nicht frei von Neben- und Wechselwirkungen. Zu den häufigsten Nebenwirkungen gehören Allergien, Pilzinfektionen und die Störung der Darmflora. Seltener sind Störungen mit organtoxischer Wirkung, zum Beispiel Nierenschäden. Bei einigen Infektionen können Antibiotika den Organismus auch mit Giftstoffen aus abgetöteten Bakterien überfluten. Dieses Phänomen wird in der Medizin als Herxheimer Reaktion bezeichnet. Andere wiederum zeigen bei innerlicher Anwendung so starke Nebenwirkungen, dass man sie nur lokal anwenden kann. Sie werden deshalb Lokalantibiotika genannt. Hierzu zählen zum Beispiel Bacitracin und Colistin.

Problemfall Über- oder Unterzuckerung

Für Diabetiker ergeben sich besondere Probleme von Neben- und Wechselwirkungen, die sich nicht nur aus ihrer Krankheit selbst, sondern auch durch die Therapie mit unterschiedlichen Medikamenten ergeben. So konnte man im März 2006 im anerkannten »New England Journal of Medicine« über ein neues Studienergebnis lesen, das zum Nachdenken aufruft. Ein Forschungsteam im kanadischen Toronto hatte die Krankenakten aller Einwohner der Provinz Ontario, die das 65. Lebensjahr überschritten hatten, gründlich untersucht. Forschungsziel war die Feststellung, ob es Zusammenhänge zwischen der Einnahme von Breitspektrum-Antibiotika und einer nachfolgenden Krankenhausbehandlung wegen Unter- oder Überzuckerung des Blutzuckerspiegels gab. Insbesondere die Gruppe der Fluoroquinolen wurde untersucht. Medikamente aus dieser Gruppe gehören zu den in den USA und Kanada am häufigsten verschriebenen Antibiotika. Die Ärzteschaft ging stets davon aus, dass sie frei von unerwünschten Wirkungen sei. Einer der bekanntesten

Wirkstoffe dieser Gruppe ist Gatifloxacin, seit 1999 in Nordamerika und seit 2001 auch in Deutschland zugelassen. Bereits wenige Jahre nach den ersten Therapien mit Gatifloxacin ergaben sich in der ärztlichen Praxis erste Hinweise auf mögliche Probleme mit Überzuckerung (Hypertonie) oder Unterzuckerung (Hypotonie) bei regelmäßiger Einnahme. Erste Studien mit Labortieren untermauerten den Verdacht ebenso wie Untersuchungen mit kleinen Gruppen von Probanden. Was genau diesen sogenannten Doppeleffekt hervorrufen könnte, ist noch nicht nachgewiesen. Fakt ist aber, dass so ein Gesundheitsproblem äußerst gefährliche Auswirkungen haben und sogar zum Tod führen kann. Dem Verdacht, ob es direkt mit dem Gatifloxacin in Verbindung steht, gingen die kanadischen Wissenschaftler nach. Das kanadische Gesundheitssystem eignet sich bestens für die Auswertung aller notwendigen Daten. Es ist staatlich reguliert und alle Patienten sind ebenso mit ihren Daten zentral registriert wie Krankenhäuser, Ärzte und Apotheken. So wurden mehr als 1,4 Millionen Patientendaten analysiert. Zuerst wurden alle Menschen der entsprechenden Altersgruppe identifiziert, denen von April 2002 bis März 2004 ein Breitspektrum-Antibiotikum verschrieben worden war. Dann wurden diese Daten mit denen aller Patienten verglichen, die während desselben Zeitraums wegen Über- oder Unterzuckerung behandelt worden waren.

Eine eigene Umfrage in drei Arztpraxen und drei Apotheken zu der vorgenannten kanadischen Studie brachte ein für mich erschreckendes Ergebnis. Nur ein Apotheker kannte sie überhaupt. Falls man Ihnen als Diabetiker eine Arznei mit dem Antibiotikum Gatifloxacin verschreibt, weisen Sie den behandelnden Arzt auf die Untersuchung hin. Sie ist im Internet frei zu lesen und unter dem Stichwort Gatifloxacin auch leicht in den Suchmaschinen zu finden. Es gibt auch andere Antibiotika mit ungefährlicheren Wirkstoffen.

Sie sollten sich stets ausführlich über alle Möglichkeiten informieren und mit dem behandelnden Arzt beraten.

Fazit der Untersuchung

Nachdem man so die Basisdaten gewonnen hatte, wurden die einzelnen Fälle genauer unter die Lupe genommen. So fanden die Forscher heraus, dass 788 Patienten innerhalb von 30 Tagen nach Antibiotikagaben wegen Hypoglykämie und 470 wegen Hyperglykämie behandelt werden mussten.

Als die Untersuchung abgeschlossen war, ergab sich folgendes Fazit:

- Gatifloxacin hat ein um das 4,3-Fache erhöhtes Risiko einer Behandlung wegen Hypoglykämie als ein Makrolid-Antibiotikum (z. B. Azythromicyn, Clarithromycin, Reythromycin).
- Das Risiko einer Behandlung wegen Hyperglykämie ist im Vergleich zu Makrolid-Antibiotika um das 17-Fache erhöht.
- Bei den anderen Antibiotika wurde kein besonders erhöhtes Risiko gefunden.

Oft starke Nebenwirkungen: Virustatika

Virustatika sind Medikamente, die zur Hemmung einer Virenvermehrung eingesetzt werden. Vor allem Menschen mit schwachem Immunsystem, zu denen auch Diabetiker gehören, benötigen häufig Virustatika. Die das Virus hemmende Wirkung kann aber nur das Immunsystem stützen und so bei der Rückdrängung der Viren helfen. Viele Virustatika wirken, indem sie das Enzym DNA-Polymerase hemmen, das die Erbinformationen des Virus vermehrt. Zur breiten Anwendung eignen sie sich nicht, weil sie mit starken Nebenwirkungen einhergehen. Vor allem die Gruppe der sogenannten Protease-Inhibitoren (PI) birgt besondere Gefahren für Diabetiker. Diese Virustatika verstärken Diabetes mellitus. Es wird auch diskutiert, dass sie bei längerer Einnahme als Auslöser bei Menschen mit besonderen Risiken fungieren können. Außerdem ist bekannt, dass sie das Lipodsy-trophie-Syndrom hervorrufen können. Hinter diesem Begriff verbirgt sich eine ungewollte Fettumlagerung im Körper, die neuerdings auch als Anzeichen für eine HIV-Erkrankung gesehen wird.

Die Fettumverteilung erfolgt in zwei unterschiedlichen Schritten: Zum einen wird an gewissen Körperstellen Fett abgebaut, an anderen Bereichen wird Fett aufgebaut. Der Fettabbau erfolgt bevorzugt im Gesicht, am Gesäß, an Armen und Beinen. Fettablagerungen entstehen vor allem an Bauch und Hals, bei Frauen auch im Brustbereich. Der Bauch kann aufgebläht und hart wir-

Weitere Nebenwirkungen der Virustatika

Einzelne Vertreter dieser Gruppe haben zusätzliche unerwünschte Wirkungen:

- Amprenavir: Hautausschlag, Übelkeit und Durchfall
- Darunavir: Übelkeit und Durchfall
- Indinavir: Nierensteinbildung, Nagelveränderungen, trockene Haut
- Nelfinavir: Hautausschlag und Übelkeit
- Tipranavir: Hautausschlag, Übelkeit, Erbrechen und Durchfall
- Ritonavir: Wechselwirkungen in Kombinationen mit anderen Virustatika
- Atazanavir: Gelbsucht und Übelkeit
- Fosamprenavir: Hautausschlag, Erbrechen und Durchfall
- Lopinavir: Durchfall

Für Diabetiker sollte generell gelten, dass eine Behandlung mit Virustatika besonders sorgfältig geplant und permanent kontrolliert wird. Nur so lassen sich unerwünschte Wirkungen in den Griff bekommen.

ken, im Nacken kommt es zum sogenannten »Stierhals«. Neben den psychischen Problemen, die solche optischen Veränderungen mit sich bringen, können die Fettablagerungen aber auch einzelne Organe stören. Ein weiteres Gesundheitsproblem wird durch Virustatika verstärkt, das in der Medizin als Hyperlipidämie bekannt ist. Dies ist eine Erkrankung des Fettstoffwechsels, die sich durch erhöhte Fettwerte im Blut bemerkbar macht. Daraus ergibt sich ein deutlich gesteigertes Risiko für Arteriosklerose. Zwar handelt es sich bei Hyperlipidämie um eine genetisch bedingte Krankheit, die aber nur unter zusätzlichen Rahmenbedingungen zum Ausbruch kommt. Neben Diabetes mellitus und Schilddrüsenproblemen sind es auch Protease-Inhibitoren, die als Auslöser bekannt sind. Für Diabetiker, die mit entsprechenden Präparaten behandelt werden, stellt dies ein verdoppeltes Risiko dar. Die vorgenannten Gesundheitsprobleme betreffen alle Virustatika aus der Stoffklasse der PI.

Erhöhtes Risiko durch Antidepressiva

Es hat sich mittlerweile herumgesprochen, dass die Einnahme von Antidepressiva im Zusammenhang mit einem erhöhten Diabetesrisiko steht. Glaubte man zu Beginn dieser Diskussionen noch, dass Diabetes und der mit der Erkrankung verbundene Stress den Ausbruch einer Depression begünstigen, geht man inzwischen von eher gegenteiligen Wirkungen aus. Über Jahrzehnte hinweg zeigten Beobachtungen in neurologischen Kliniken, dass bestimmte Medikamente gegen Psychosen, sogenannte atypische Antipsychotika, das Risiko einer Diabeteserkrankung deutlich erhöhen. Dass nun auch leichtere Antidepressiva für ähnliche Auswirkungen verantwortlich gemacht werden, hat eine US-Studie an den Tag gebracht.

Im Rahmen einer Untersuchung des bekannten Diabetes Prevention Program (DPP) des National Institute of Health der USA wurde der Zusammenhang zwischen Antidepressiva und Diabetes kontrolliert. Mehr als 3000 Patienten nahmen an dieser drei-jährigen Studie teil. Im Rahmen einer Nachuntersuchung klärte man, ob eine Depression vorlag oder entsprechende Medikamente eingenommen wurden. Als Bemessungsgrundlage galt die international anerkannte Beck-Skala (Beck Depression Inventory, kurz BDI). Rund zehn Prozent der Patienten litten bereits bei Studienbeginn an einer Depression. Sie entwickelten während der Untersuchung nicht häufiger eine Diabeteserkrankung als andere Teilnehmer. Anders sah es allerdings bei den Patienten aus, die bereits zu Beginn der Untersuchungen Antidepressiva einnahmen. Ihr Diabetesrisiko erhöhte sich um das 2,8-Fache. Ähnliche Werte ergaben sich auch bei Patienten, die erst im Verlauf der Studie mit Antidepressiva behandelt wurden.

Psychopharmaka können Blutzucker beeinflussen

Welche medizinischen Gründe und Zusammenhänge für diese Verstärkung diabetischer Risiken verantwortlich sind, ist noch unbekannt. Es zeigt sich aber, dass sich Diabetes unter der Einnahme von Psychopharmaka verändern kann. Ob und wie solche Medikamente die Blutzuckerwerte von diagnostizierten Diabetikern beeinflussen, wird weltweit untersucht. Bis exakte Ergebnisse vorliegen, sollten Diabetiker nur dann Antidepressiva einnehmen, wenn andere therapeutische Maßnahmen keinen Erfolg zeigen.

Eine besondere Problematik ergibt sich seit April 2004 für alle Diabetiker, die Mitglieder der gesetzlichen Krankenkassen sind. Seit dieser Zeit werden die wirkungsvollen Alpha-Liponsäure-Präparate von den Kassen für Diabetiker mit Polyneuropathie nicht mehr bezahlt. Um die Patienten weiterhin behandeln zu können, kommen hier ersatzweise auch Antidepressiva zur Anwendung. Wie sinnvoll solche Ersatztherapien sind, wird die Praxis zeigen. Welche Veränderungen für den Blutzuckerspiegel sie hervorbringen, muss jeder Patient an sich selbst beobachten und regelmäßig kontrollieren lassen.

Nicht unproblematisch: Mittel zur Blutdrucksenkung

Wie wichtig die Senkung zu hoher Blutdruckwerte für Diabetiker ist und wie eng Bluthochdruck und Diabetes mellitus zusammenhängen, wurde bereits erläutert. Zur medikamentösen Therapie werden heute verschiedene Arzneistoffe eingesetzt. Einer der bekanntesten und häufig verordneten ist Captopril, ein sogenannter ACE-Hemmer. ACE ist die Abkürzung für Angiotensin-Converting-Enzym. Angiotensin ist ein Hormon, das als Botenstoff an der Einstellung des Blutdrucks im Körper beteiligt ist. Es erhöht unter anderem den Blutdruck durch eine Verengung der Blutgefäße. Außerdem regt es in der Nebenniere die Produktion des Hormons Aldosteron an. Dieses wiederum verringert die Salz- und Wasserausscheidung über die Nieren. Die solcherart zunehmende Flüssigkeitsmenge im Körper lässt ebenfalls das Blutvolumen steigen und erzeugt Hochdruck. Captopril blockiert nun einen Eiweißstoff, der an der Herstellung von Angiotensin beteiligt ist, das ACE. So kann sich weniger Angiotensin bilden, und der Blutdruck sinkt.

Neben- und Wechselwirkungen von Captopril

Der Eingriff in den Hormonhaushalt bleibt nicht frei von unerwünschten Neben- und Wechselwirkungen.

- Die gewünschte Hauptwirkung von Captopril ist die Blutdrucksenkung, die auch relativ stark ausfallen kann. Als Folge können Kopfschmerz, Benommenheit und starker Schwindel auftreten. In Einzelfällen kann es auch zu Herz-Kreislauf-Problemen kommen.
- Die am häufigsten beobachteten Nebenwirkungen ähneln denen anderer ACE-Hemmer. Es sind vor allem Hautreaktionen wie Rötung, Juckreiz, Ausschlag, Quaddelbildung oder Nesselsucht. Diese können für Diabetiker bekanntermaßen besondere Probleme mit sich bringen.

- Diabetiker mit Medikamentenallergien sollten besonders auf mögliche spezifische Symptome achten. Hierzu zählen trockener Reizhusten, Magen-Darm-Beschwerden oder Störungen der Nierenfunktion. Treten solche Symptome vermehrt auf, sollte mit dem behandelnden Arzt sofort Rücksprache genommen werden.
- Bei Allergikern kann sich durch die Einnahme von Captopril das Risiko einer allergischen Schockreaktion erhöhen.
- Werden zusätzlich andere Blutdrucksenker, etwa Betablocker verabreicht, wird deren blutdrucksenkende Wirkung ver-

Sanarium bei leicht erhöhtem Blutdruck

Eine Blutdrucksenkung muss nicht immer sofort mit Medikamenten vorgenommen werden. Wenn es sich nur um leicht erhöhte Werte handelt, helfen oft auch andere Maßnahmen, die frei von unerwünschten Nebenwirkungen sind. Ein effektives Naturverfahren ist seit einigen Jahren unter dem Begriff Sanarium bekannt. Hierbei handelt es sich um eine ganz spezielle Saunaform. Die blutdrucksenkende Wirkung wurde inzwischen an der renommierten Charité in Berlin nachgewiesen und eignet sich auch für Diabetiker. Bei dieser Saunaanwendung liegen die Temperaturen als medizinisch genutzte Behandlungsform zwischen 46 und 60 °C. Die Luftfeuchtigkeit wird bei 40 bis 55 Prozent gehalten. In einer über zwei Jahre laufenden klinischen Untersuchung wurde bei mehr als einem Drittel der Patienten eine Normalisierung des Ruheblutdrucks erreicht. Dies erfolgte mit zwei Sitzungen pro Woche von jeweils rund zehn Minuten. Zusätzlich erklärten 60 Prozent der Studienteilnehmer, dass sich ihr Leistungsvermögen ebenso verbessert hat wie ihr Schlafverhalten. Zumindest als Zusatzbehandlung bietet sich diese spezielle Saunaform für fast alle Diabetiker mit Bluthochdruckproblemen an.

stärkt. Dies muss im Rahmen einer Gesamttherapie unbedingt beachtet werden. Gleiches gilt für eine Umstellung auf besonders kochsalzarme Ernährung.

- Wenn gut eingestellte Diabetiker zusätzlich Captopril einnehmen, sollten sie unbedingt auf veränderte Blutzuckerwerte achten. Der Arzneistoff verstärkt die blutdrucksenkende Wirkung von Medikamenten und Insulin. Möglicherweise ist eine komplett neue Einstellung notwendig, will man das Risiko einer Unterzuckerung vermeiden.
- Bei der gleichzeitigen Einnahme von Kaliumergänzungen oder Medikamenten zur Kaliumsparung kann es zu einem deutlich erhöhten Kaliumspiegel kommen.
- Die Wirkungen von Medikamenten zur Entwässerung oder Gefäßerweiterung werden verstärkt.
- Captopril verstärkt die Wirkung von Alkohol. Das sollten alle Verkehrsteilnehmer besonders beachten.
- Captopril kann auch die Wirkungen weiterer Medikamente verstärken oder abschwächen.

Mittel zur Blutverdünnung: unerwünschte Wirkungen

Die im allgemeinen Sprachgebrauch als Mittel zur Blutverdünnung bekannten Medikamente verdünnen nicht wirklich das Blut. Es sind Präparate, die zur Hemmung der Blutgerinnung eingesetzt werden. Die Blutgerinnungsfaktoren werden in der Leber gebildet. Dabei ist eine ausreichende Menge des Vitamins K erforderlich. Dieses gewinnt der Organismus aus der Nahrung und durch Darmbakterien. Will man also die Blutgerinnung hemmen, bietet eine Regulierung von Vitamin K mit Hilfe eines Gegenspielers (Antagonisten) eine medizinisch praktikable Lösung. Zu diesem Zweck wurden verschiedene Arzneistoffe entwickelt, sogenannte Cumarine. Eines der bekanntesten ist Phenprocoumon zur Verdrängung des Vitamins K in der Leber. Dadurch werden die vom Vitamin abhängigen Gerinnungsfaktoren in der Produktion gehemmt. Das bekannteste Medikament mit diesem Wirkstoff ist Marcumar®, in der Schweiz und Österreich Marcoumar® genannt. Die Verminderung der Gerinnungsfähigkeit des Blutes durch Zugaben von Phenprocoumon oder anderen Cumarinen wird hauptsächlich bei Lungenembolie, Myokardinfarkt und Thrombosen eingesetzt.

Eine Therapie mit Cumarinen muss aber nicht nur völlig individuell abgestimmt und entsprechend dosiert werden. Sie bedarf auch permanenter Kontrolle mittels eines Bluttests, des sogenannten Quick-Tests. Dieses bereits im Jahr 1936 von dem amerikanischen Hämatologen Armand James Quick entwickelte Verfahren ist bis heute das einzige geeignete Testverfahren, um die Blutgerinnungszeit zu messen.

Der Beipackzettel gibt Auskunft

Für Sie als Diabetiker ergeben sich besondere Probleme, sollte Ihnen der Arzt ein Medikament mit Phenprocoumon verordnen. Lesen Sie einmal gründlich den Beipackzettel durch. Dort erfahren Sie, dass das jeweilige Mittel dann nicht geeignet ist, wenn unter anderen:

- Netzhauterkrankungen mit Blutungsgefahr vorliegen. Wie Sie wissen, liegen bei mehr als einem Drittel aller Diabetiker Augenprobleme bereits vor, noch ehe die Diabetesdiagnose gestellt wird. Die Netzhaut ist schon geschädigt, wobei auch die feinen Blutgefäße des Auges betroffen sind. Wenn sie platzen, tritt Blut aus. Das kann bei Diabetikern bis zur völligen Erblindung führen und durch Phenprocoumon beschleunigt werden.

- schwere Leber- und Nierenfunktionsstörungen vorliegen. Die dauerhaft schädigenden Auswirkungen von Diabetes auf Niere und Leber sind ausreichend bekannt. Somit sollten auch alle Langzeitdiabetiker nicht mit Medikamenten behandelt werden, die Phenprocoumon als Wirkstoff enthalten.

Neben diesen Ausschlüssen stellen aber auch die unerwünschten Wirkungen für Diabetiker ein erhöhtes Risiko dar. Als mögliche Nebenwirkungen sind bekannt:

- Gelbsucht
- Hepatitis
- Hautgeschwüre
- Magenschmerzen, Übelkeit, Erbrechen, Durchfall und Verstopfung
- Magen-Darm-Geschwüre
- Blutungen der Magenschleimhaut
- erhöhte Blutungsneigung, unerklärliche Blutungen
- Blutergüsse
- bei langfristigem Therapieverlauf eine Abnahme der Knochendichte
- verstärkter Haarausfall

Im Alltag vieler Diabetiker zeigt sich immer wieder, dass nur wenige Ärzte über diese Problematik Bescheid wissen. Vor allem Diabetiker mit Thrombosen werden viel zu oft mit Cumarinen behandelt. Da die Betroffenen selbst meist nicht über die möglichen Symptome informiert sind, die sich aus dieser zusätzlichen Medikamentierung ergeben können, ordnen sie diese auch nicht richtig zu. Vielen Allgemeinmedizinern ergeht es nicht anders. Das führt zu Leidenswegen, die ohne den Arzneistoff Phenprocoumon oft gar nicht erst entstanden wären.

Mittel zur Blutzuckersenkung: Vorsicht bei überschießender Reaktion

Die bekanntesten Antidiabetika wurden bereits angesprochen, und ihre Wirkungsweise wurde erklärt. An dieser Stelle sei noch einmal deutlich auf die möglichen Wechselwirkungen hingewiesen, die sich durch die Verabreichung mehrerer verschiedener Antidiabetika ergeben können. Oft wird in der Praxis bei einer

Diabetestherapie ein zweites Mittel verschrieben, wenn das der
ersten Wahl nicht den gewünschten Erfolg bringt. Dadurch kann
es zu einer sogenannten überschießenden Reaktion kommen, die
zu einer deutlichen Unterzuckerung führen kann. Deshalb sollte
in jedem Fall der Blutzuckerspiegel nach Einnahme mehrerer
Antidiabetika häufiger kontrolliert werden als zuvor. Kommen
weitere Medikamente hinzu, können sich die Wirkungen von
Arzneien verstärken, verringern oder ganz aufheben. Es ist bekannt, dass zum Beispiel einige Schmerzmittel mit Salycilaten zu
einer Senkung des Blutzuckers führen, ebenso der Genuss von
Alkohol. Kommt alles zusammen, besteht eine große Gefahr der
Unterzuckerung.
Weitere Substanzen, die in Kombination mit oral verabreichten
Antibiotika zu ungewollt starkem Blutzuckerabbau führen kön-
nen, sind:

- Antibiotika
- Lipidsenker, z. B. Fibrate
- Antidepressiva
- Gichtmedikamente
- Mittel zur Durchblutungsförderung
- Mittel gegen Pilze
- Testosteron, das männliche Sexualhormon

Eine gegenteilige Wirkung, also der unerwünschte Anstieg des
Blutzuckers, kann in Kombinationen mit folgenden Substanzen
erfolgen:

- Asthmamittel
- Schilddrüsenmedikamente
- Diuretika (entwässernde Präparate)
- blutdrucksteigernde Mittel
- Abführmittel
- Antibabypille
- Mittel gegen Wechseljahresbeschwerden
- Hormonpräparate für Frauen

Höheres Herzinfarktrisiko durch Rosiglitazon

In den Antidiabetika gibt es weitere Wirkstoffe, die für Diabetiker gefährlich werden können. Eine US-Studie vom Mai 2007 schreckte viele Betroffene auf.

Die im anerkannten »New England Journal of Medicine« veröffentlichte Metaanalyse kam zu dem Schluss, dass der Wirkstoff Rosiglitazon das Herzinfarktrisiko deutlich erhöht. Wieder einmal war es der US-Pharmariese GlaxoSmithKline, der mit seinen Antidiabetika in die Kritik geriet. Bei demselben Wirkstoff war wenige Wochen zuvor bereits nachgewiesen worden, dass nach seiner Einnahme ein erhöhtes Knochenbruchrisiko entstehen kann. Nun erklärten die Doktoren Steven E. Nissen und Kathy Wolski von der Cleveland Clinic in Rochester, dass Rosiglitazon das Herzinfarktrisiko im mehreren Studien um 43 Prozent erhöhte. Die Daten wurden auf der Basis von 42 Studien mit mehr als 28.000 Patienten ausgewertet. Es kam heraus, dass sich die Zahl der kardiovaskulären Todesfälle um 64 Prozent erhöhte, wenn der Wirkstoff angewendet wurde. Diese nachweislichen Studienergebnisse reichten der US-Zulassungsbehörde FDA aber nicht aus, sofort ein Verbot auszusprechen. Es reichte nur zu dem offiziellen Hinweis an die Diabetiker, dass sie eine weitere Einnahme des entsprechenden Medikamentes mit ihrem Arzt »überdenken« sollten.

Mittel zur Empfängnisverhütung – nicht bei Blutgefäßschäden

Die Empfängnisverhütung mittels Tabletten wird in der Fachsprache orale Kontrazeption genannt. Die entsprechenden Präparate nennt der Mediziner Ovulationshemmer, der Volksmund einfach Pille. Sie enthält hochdosierte synthetische Geschlechtshormone, sogenannte Östrogene und Gestagene. Diese unterdrücken den Eisprung. Die Entwicklung der Gebärmutterschleimhaut bleibt aus. So ist ein eventuell befruchtetes Ei nicht

Nebenwirkungen von Rosiglitazon

Rosiglitazon ist seit langem dafür bekannt, dass es zu Übergewicht führen kann. Deshalb darf das Mittel »Avandia« in Deutschland nicht bei Patienten mit nachgewiesener Herzschwäche eingesetzt werden. Übergewicht ist ja einer der bekannten Risikofaktoren für Herz-Kreislauf-Erkrankungen und Diabetes mellitus. Jetzt wissen wir, dass es auch verstärkt zu Knochenbrüchen und Herzinfarkten führen kann. Da stellen sich doch jedem klar denkenden Menschen zwei Fragen: Was prädestiniert ein solches Präparat zum Antidiabetikum? Wieso sind diese Medikamente überhaupt noch im Handel? Die Antwort ist einfach: Der Hersteller kontert mit Daten aus einer eigenen Anwendungsbeobachtung, in deren Rahmen bei einer halben Million Typ-2-Diabetikern natürlich kein erhöhtes Risiko festgestellt wurde. Will man Insidern und einigen US-Fachjournalisten glauben, ist die amerikanische Zulassungsbehörde zweigeteilt. Die Abteilungen, die für eine Medikamentenzulassung zuständig sind, und jene, die dann die Arzneien überwachen, leben in ständigen Konflikten. Zum Unglück aller Patienten richten sich leider viele Zulassungsbehörden in anderen Ländern nach den Vorgaben aus den USA. Den Diabetikern in unserem Land kann man deshalb nur raten, auf andere Medikamente auszuweichen.

mehr in der Lage, sich in die Gebärmutter einzunisten, eine Schwangerschaft bleibt aus.

Die Frage, ob die Pille auch Diabetikerinnen problemlos verordnet werden kann, beantworten die meisten Fachmedien mit einem einfachen »Ja«. Fragt man bei Medizinern aber genauer nach, erfährt man auch einiges über Einschränkungen und mögliche Probleme.

Generell sollten Frauen mit diagnostiziertem Diabetes mellitus bei regelmäßiger Einnahme der Pille wesentlich häufiger kontrollieren als Nicht-Diabetikerinnen. Das gilt sowohl für den Hormonbereich als auch für die Blutzuckerwerte. Die Pille kann blutzuckersenkende Medikamente in ihrer Wirkung verstärken oder herabsetzen. Wenn sich bereits erste Schädigungen der Blutgefäße eingestellt haben, sollten Frauen ganz auf die Pille verzichten. Das gilt sowohl für Schäden an den großen Blutgefäßen (Makroangiopathie) als auch an den kleinen (Mikroangiopathie). Haben Frauen das 35. Lebensjahr überschritten, ist besondere Vorsicht geboten, auch wenn sie bereits zehn oder mehr Jahre Diabetikerinnen sind. Die Gerinnungsfähigkeit des Blutes kann erhöht sein. Das Risiko für Thrombosen und Embolien steigt an und wird möglicherweise durch die Pille zusätzlich verstärkt.

Vorsicht, wenn Sie rauchen

Ein besonders hohes Risiko stellt die Kombination aus Diabetespräparat, Pille und Nikotin dar. Bereits rauchenden Nicht-Diabetikerinnen rät jeder verantwortungsvolle Arzt, bei Einnahme der Pille auf das Rauchen zu verzichten. Nikotin und die zahlreichen anderen schädlichen Stoffe im Zigarettenrauch erhöhen die Gerinnselbildung in den Blutgefäßen. Somit werden Herzinfarkt- und Schlaganfallrisiko deutlich erhöht. Die Pille sollte Raucherinnen deshalb lieber nicht verschrieben werden, weil die enthaltenen Hormone die Risiken deutlich erhöhen können. Kommt jetzt auch noch Diabetes mellitus mit den üblichen Medikamenten hinzu, entsteht ein Cocktail an Wirkstoffen und Organreaktionen, der nicht kalkulierbar ist. Folgeschäden an den Blutgefäßen sind quasi vorprogrammiert.

Als Fazit dieser Überlegungen und Warnungen kommt man zum Ergebnis, dass jüngere, nicht rauchende Diabetikerinnen ohne Probleme an den Blutgefäßen die Pille zur Verhütung einnehmen können. Sie müssen dann aber ihre Blutzuckerwerte selbst häufiger kontrollieren. Ebenfalls sind regelmäßige Arztbesuche zur Kontrolle des Hormonspiegels angeraten. Da ist der Rat einer befreundeten Frauenärztin sicher nicht von der Hand zu weisen: »Es gibt andere Verhütungsmittel für Diabetikerinnen, die wesentlich weniger Probleme bereiten, z. B. Kondome.«

Epilepsie-Präparate: Zusammenhang mit Typ-1-Diabetes

Epilepsie bezeichnet ein Krankheitsbild, das sich durch spontan auftretende Krampfanfälle erkennbar macht. Diesen gehen keine erkennbaren Ursachen voraus. Sie sind Folge von Entladungen bestimmter Neuronengruppen im Gehirn, die zu plötzlichen unterbewussten Befindungs- und Verhaltensstörungen führen. Im Volksmund ist diese bereits seit dem 16. Jahrhundert diagnostizierte Krankheit auch als Krampfleiden oder Fallsucht bekannt. Zahlreiche verschiedene Formen der Epilepsie sind bekannt. Sie werden in unterschiedliche Gruppen eingeteilt, die sich aber länderspezifisch unterscheiden können. Etwa 30 Prozent aller Epileptiker leiden unter der idiopathisch generalisierten Form. Idiopathisch steht hierbei für eine Krankheit, die völlig selbstständig und ohne erkennbaren Grund beginnt. Generalisierte Epilepsien bezeichnen Krampfanfälle, bei denen bereits von Beginn an die gesamte Gehirnrinde von elektrischen Aktivitäten betroffen ist.

Epileptiker und Typ-1-Diabetiker?

Seit vielen Jahrzehnten vermutet man einen direkten Zusammenhang zwischen Epilepsie und Typ-1-Diabetes. Von Mai 2001 bis Juni 2002 wandte sich ein britisches Forscherteam des Walton Center for Neurology and Neurosurgery in Liverpool dieser Thematik intensiver zu. In Zusammenarbeit mit der Mercy Regional Epilepsy Clinic wurden 518 junge Patienten untersucht, von denen sieben auch an Typ-1-Diabetes erkrankt waren. Diese Anzahl überschritt bereits den zuvor noch geschätzten Wert von 1,6 Patienten deutlich. Im Vergleich mit weiteren Daten von 150.000 Patienten aus der gleichen Altersgruppe zeigte sich, dass Epileptiker signifikant häufiger auch gleichzeitig Typ-1-Diabetiker sein können. Die Wissenschaftler kamen zu dem Ergebnis, dass eine Epilepsie bei jungen Menschen das Risiko, an einem Typ-1-Diabetes zu erkranken, um das Vierfache erhöht.

Weil das Therapieziel bei Epilepsie, eine völlige Anfallsfreiheit zu erreichen, in erster Linie mit Medikamenten bewirkt werden soll, können sich bei Diabetikern unerwünschte Probleme ergeben. In der Praxis hat sich gezeigt, dass eine Pharmakotherapie mit Carbanazepin, Valproinsäure oder anderen bekannten Antiepileptika bei nahezu zwei Dritteln aller Patienten den angestrebten Erfolg bringt. Einige diese Medikamente haben aber die unangenehme Nebenwirkung, die Antidiabetika zu beeinflussen. Sie lassen die Wirkungen ansteigen oder absinken. Dadurch wird eine richtige Einstellung für jeden Diabetiker zum anhaltenden Problem, das sich nur mit häufiger Blutzuckerkontrolle in den Griff bekommen lässt.

Ein weiteres Problem, das in Kombination mit hohen Vitaminzugaben auftreten kann, ist in der Öffentlichkeit kaum bekannt. Wird Vitamin C in besonders hohen Dosierungen eingenommen, mehr als zwei Gramm am Tag, können in der Kombination mit Antiepileptika und erhöhten Blutzuckerwerten Nierenstörungen auftreten. Die Bildung von Nierensteinen wird gefördert.

Unterzuckerung möglich: Mittel gegen Herzrhythmusstörungen

Selbst völlig gesunde Menschen können hin und wieder Herzrhythmusstörungen haben. Diese bleiben oft unbemerkt und sind auch nicht weiter gefährlich. Ist der Herzrhythmus aber dauerhaft gestört, spricht man von einer Erkrankung des Herzens. Die Ursachen können vielfältig sein. Abnutzungserscheinungen, angeborene Herzfehler, akute Erkrankungen, Nervenstörungen oder Mineralstoffmangel werden häufig genannt. Auch Diabetes mellitus und anhaltender Bluthochdruck können zu Herzrhythmusstörungen führen. Nach neuen Schätzungen geht man davon aus, dass in Europa mehr als zehn Millionen Menschen unter diesem Gesundheitsproblem leiden. Die Beschwerden sind für die meisten Herzprobleme typisch: Herzrasen, ungleichmäßiger Herzschlag, Engegefühl in der Brust, Luftschnappen, innere Unruhe, Nachlassen der Belastbarkeit und Lustlosigkeit. In der ärztlichen Praxis hat sich aber gezeigt, dass bedrohliche Herzrhythmusstörungen selten ohne vorhergegangene Störungen des Herzens auftreten. Deshalb werden solche Patienten besonders intensiv untersucht. Ist eine Herzrhythmusstörung erkannt, wird meist mit speziellen Medikamenten therapiert. Leider haben diese aber die unangenehme Eigenschaft, als Nebenwirkungen selbst Herzrhythmusstörungen hervorzurufen. Gleiches gilt auch für Arzneien gegen Herzschwäche oder Bluthochdruck. Deshalb ist die Verordnung von Mitteln gegen Herzrhythmusstörungen besonders schwierig und auf jeden Patienten und seinen Zustand völlig individuell abzustimmen.

Sorgfältige Blutzuckerkontrolle ist ein Muss

Für Diabetiker, die bereits mit Antidiabetika, Medikamenten gegen Polyneuropathie und Blutdrucksenkern behandelt werden, ergeben sich oft besondere Probleme. Da häufig Betablocker bei Herzrhythmusstörungen eingesetzt werden, kann es bei gut eingestellten Diabetikern rasch zu einer Unterzuckerung kommen. Diese kann aber anfänglich unbemerkt bleiben, weil die Betablocker solche niedrigen Zuckerwerte verschleiern können. Eine besonders sorgfältige Kontrolle der Blutzuckerwerte ist deshalb unerlässlich, wenn diese Medikamentenkombination über einen längeren Zeitraum hinweg eingenommen wird. Es kann auch soweit gehen, dass für diese Zeit eine komplett neue Einstellung erforderlich wird.

Mögliche Schilddrüsenüberfunktion

Ein weiteres Problem kann es mit einem der wirksamsten und häufig verordneten Mittel geben, als Amiodaron bekannt. Dieses Präparat kann eine Überfunktion der Schilddrüse auslösen. Diese wiederum führt zu einer Erhöhung der Insulinausschüttung und erhöht das Problem der Insulinresistenz. Die Folgen sind schwankende Blutzuckerwerte, die von Phasen der Überzuckerung geprägt sind. Das geschieht auch dann, wenn man zuvor ideal eingestellt war. In solchen Fällen ist der Umstieg auf ein anderes Mittel gegen Herzrhythmusstörungen die beste Lösung, wenn die Therapie weitergeführt werden soll.

Mittel gegen Herzschwäche – mit Nebenwirkungen behaftet

Eine Herzschwäche, genauer Herzmuskelschwäche liegt vor, wenn das Herz die Pumpleistung nicht mehr erbringen kann, die zur Versorgung des Körpers notwendig ist. Medizinisch wird dieser Zustand als Herzinsuffizienz bezeichnet. Meist sind beide Herzkammern betroffen, es kann aber auch nur eine in der Leistung nachlassen. Dann spricht man von einer Links- oder Rechtsherzinsuffizienz. Werden Organe und Gewebe nicht mehr ausreichend mit Blut versorgt und tritt so lokaler Sauerstoffmangel auf, reagiert unser Organismus automatisch. Automatisch einsetzende Kompensationsmechanismen können nur über kurze Zeitphasen hinweg die Versorgung aufrechterhalten. Hält die Herzinsuffizienz länger an, werden nicht nur das Herz selbst, sondern auch die anderen Organe, das Gewebe und der Kreislauf geschädigt. Erste Anzeichen für eine anhaltende Herzschwäche sind oft Leistungsschwäche und unerklärliche Müdigkeit. Im weiteren Verlauf kann es zu Wasseransammlungen im Körper kommen.

Schwankungen der Blutzuckerwerte

Wird eine Herzinsuffizienz entdeckt, kommen verschiedene medikamentöse Therapien zur Anwendung. Oft werden Betablocker eingesetzt, über deren Wechselwirkungen bei Diabetikern bereits beim Thema Herzrhythmusstörungen berichtet wurde. Eine weitere Wirkstoffgruppe wird als Herzglycoside bezeichnet. Inzwischen sind rund 200 Arten dieser Glycoside bekannt, die als sogenannte Cardenolide in verschiedenen Pflanzen und Tieren vorkommen. Besonders beliebt ist der Fingerhut, so wird im allgemeinen Sprachgebrauch eine Gruppe von Digitalispflanzen genannt. Als Wirkstoffe enthalten sie Digoxin, Digitoxin und Digitoxigenin. In verschiedenen Untersuchungen haben diese Wirkstoffe in Verbindung mit anderen Medikamenten zu Herzrhythmusstörungen geführt. In Kombinationen mit Antidiabetika können sich Symptome wie Magen-Darm-Beschwerden, Erbrechen, Übelkeit und Durchfall deutlich verstärken. Dies führt dann zu unerwarteten Schwankungen der Blutzuckerwerte. Es ist selbst für spezialisierte Wissenschaftler unmöglich, alle Wechselwirkungen mit den unterschiedlichen Antidiabetika und zusätzlich verordneten Arzneien zur Blutdrucksenkung und gegen Polyneuropathie zu erkennen. Deshalb raten die ganzheitlich orientierten Mediziner heute eher zum Einsatz natürlicher Heilmittel bei Herzinsuffizienz. Als Beispiel für wirksame Möglichkeiten wird häufig die Homöopathie angeführt.

Mittel zur Lipidsenkung: manchmal unberechenbar

Wie wichtig die Senkung der LDL-Werte des Cholesterins ist, wissen Sie bereits. Probleme weisen dabei aber einige der zur Anwendung kommenden Medikamente auf, die in der Medizin allgemein bekannt sind, nicht aber bei den meisten Patienten. So werden zum Beispiel Fibrate und Niacin als für Diabetiker »maßgeschneiderte« Lipidsenker bezeichnet. Sie senken die Triglyzeride und steigern das erwünschte HDL. Bei beiden ist aber der Effekt auf das LDL völlig unberechenbar. Die Werte können sinken, steigen oder sich gar nicht verändern. Somit ist eine gezielte erwünschte Wirkung nicht möglich. Präparate auf der Basis des Wirkstoffs Niacin sind bei Diabetes mellitus besonders problematisch. Sie steigern den Blutzucker und können die Kontrolle des Stoffwechsels verschlechtern. Dennoch werden sie in der Medizin als »Mittel der zweiten Reihe« angesehen und auch Diabetikern verschrieben.

Achten Sie selbst auf die Wirkstoffe, die Ihr behandelnder Arzt verschreibt. Sie können diese leicht dem Beipackzettel entnehmen. Sie sollten Ihren Arzt darauf hinweisen, dass Sie keine Lipidsenker mit Niacin oder Fibraten einnehmen möchten. Er wird Ihren Wunsch akzeptieren und ein anderes Präparat suchen.

Frei verkäufliche Schmerzmittel: gefährliche Nebenwirkungen

Wer im Vertrauen auf die Korrektheit der Aussagen die tägliche Werbeflut der Pharmahersteller in allen Medien über sich ergehen lässt, kann nur zu einem Ergebnis kommen: Bei nahezu allen akuten Schmerzen hilft rasch ein entsprechendes Analgetikum, so werden Schmerzmittel im fachlichen Sprachgebrauch genannt. Der Arztbesuch scheint unnötig zu werden. Die meisten Schmerzzustände sind aber Symptome von Erkrankungen. Es sind erste Warnsignale, die der Körper aussendet, um auf eine gesundheitliche Störung hinzuweisen. Sie durch medikamentöse Unterdrückung zu ignorieren, ist gleichbedeutend mit dem Überfahren einer roten Ampel im Straßenverkehr. Das Risiko eines schweren Unfalls erhöht sich rapide. So ist es auch nicht weiter verwunderlich, dass heute in den Arztpraxen viele Patienten mit bereits fortgeschrittenen Krankheitsbildern erscheinen. Die ersten Schmerzsymptome wurden einfach mit frei verkäuflichen Schmerzmitteln selbstständig »wegtherapiert«.

Die eigene Schmerzbekämpfung birgt aber noch weitere Gefahren, denen sich viele Menschen nicht bewusst sind. Auch die frei verkäuflichen Schmerzmittel sind Medikamente. Darum gibt es sie ja nur in der Apotheke und nicht im Supermarkt um die Ecke. Sie enthalten Wirkstoffe, die mit denen verordneter Arzneien ebenfalls Wechselwirkungen erzeugen können. Das sollten nicht nur Diabetiker, sondern alle Patienten mit chronischen Erkrankungen beachten.

Die drei am meisten verwendeten Wirkstoffe bei Nichtopioiden-Analgetika sind Acetylsalicylsäure (ASS), Paracetamol und Ibuprofen. In den USA geht man inzwischen davon aus, dass Nebenwirkungen dieser Schmerzmittelgruppe zu den 20 häufigsten Todesursachen gehören. In Ermangelung genauer Statistiken über die Opfer frei verkäuflicher Analgetika und ihrer Nebenwirkungen wird dieses Risiko von der Öffentlichkeit kaum wahrgenommen.

Acetylsalicylsäure verzögert die Wundheilung

Ein für Diabetiker nicht zu unterschätzendes Risiko steckt in der Acetylsalicylsäure. Es ist die besondere Eigenschaft der gerinnungshemmenden Wirkung. Sie hält auch noch über sieben Tage lang an, wenn man das entsprechende Schmerzmittel bereits abgesetzt hat. Dies lässt sich auch durch Gaben von Gegenmitteln nicht verhindern oder verkürzen. Da die Wundheilung bei Diabetikern oft Probleme bereitet, führt sie durch eine zusätzlich noch gesteigerte Gerinnungshemmung zu ungewöhnlich langer Heilungsdauer. Stehen möglicherweise chirurgische Eingriffe bevor, müssen die behandelnden Ärzte über die Einnahme von Medikamenten mit Acetylsalicylsäure unbedingt informiert werden. Häufig führt das zu Verlegungen von geplanten Operationen, um das erhöhte Blutungsrisiko zu mindern.

Andere Methoden, die Schmerzen loszuwerden

Es gibt auch andere Methoden der Schmerzbekämpfung, die nicht mit so starken Nebenwirkungen belastet sind.

- Vor allem Akupunktur und Akupressur haben sich in der Praxis vielfach als erfolgreiche alternative Verfahren zur Schmerzbekämpfung gezeigt. Akupunkturmaßnahmen werden deshalb inzwischen von den meisten Krankenkassen bezahlt, z. B. bei schweren Rückenschmerzen oder Migräne.

- Von der Schulmedizin ungeliebt, aber ebenso erfolgreich sind Schmerztherapien mit homöopathischen Arzneien. Gegen akut auftretende Schmerzen gibt es in der Homöopathie auch sogenannte Notfallmittel, die Sie in die Hausapotheke stellen und bei Bedarf relativ unbedenklich verwenden können.

- Gegen lang anhaltende oder chronische Schmerzen werden seit Urzeiten verschiedene Wasserbehandlungen in Kurform empfohlen. Neben der altbekannten Kneipp-Kur hat sich auch die Balneotherapie einen guten Namen als Schmerzbekämpfer gemacht.

- Ein weiteres großes Feld der Schmerzbekämpfung bewegt sich um Anwendungen mit Hilfe von elektrischem Schwachstrom. Äußerst bekannt ist die transkutane elektrische Nervenstimulation (TENS). Dabei werden Elektroden auf der Haut befestigt, die zur gezielten Stimulierung der Nervenfasern mit Schwachstrom dienen. Dieses Verfahren hat den Vorteil, dass es leicht erlernbar und mit Hilfe tragbarer Geräte auch daheim durchführbar ist.

Dies sind nur einige Beispiele alternativer Möglichkeiten für Schmerztherapien. Es gibt noch zahlreiche andere wie zum Beispiel mentales Training, Yoga oder Bioresonanztherapie. Welche dieser vielen Formen sich für wen besonders eignet, sollten Sie für sich selbst herausfinden. Wichtig ist dabei nur, dass Sie die ausgewählte Schmerztherapie annehmen und von ihrer Wirkung überzeugt sind. So verschwinden auch stärkste Schmerzen.

Sonstige Medikamente

Neben den bereits angesprochenen Medikamenten und ihren Wirkstoffen mit ganz speziellen Neben- und Wechselwirkungen gibt es noch zahlreiche andere, die oft und schnell von Ärzten verschrieben werden. Diabetiker sind angehalten, bei jeder zusätzlichen Medikamentenanordnung eine permanente Selbstkontrolle der Blutzuckerwerte durchzuführen. Jede Arznei kann zu Über- oder Unterzuckerung führen.

Diclofenac

Mir hat ein niedergelassener Arzt vor einigen Jahren, als ich noch tapfer alle Medikamente schluckte, nach einer Prellung ein Präparat mit dem Arzneistoff Diclofenac verschrieben. Der Apotheker gab mir auf das Rezept hin Tabletten für die orale Anwendung und zusätzlich auch noch eine Salbe zum Auftragen. Als sich nach drei Tagen leichte Bauchschmerzen einstellten, verzichtete ich auf die Tabletten und fühlte mich bald darauf wieder recht wohl. Damals wusste ich noch nicht, was passiert war. Heute ist mir klar, dass ich eine der typischen Nebenwirkungen erlebt hatte, die mit Diclofenac einhergehen können. Außerdem kann der Arzneistoff die Magenschleimhaut schädigen, die Blutbildung stören und Überempfindlichkeitsreaktionen der Haut hervorrufen. Auch erhöhte Leberwerte sind mögliche Nebenwirkungen.

Ibuprofen

Ähnliche Probleme kann auch ein anderer Arzneistoff aus der Gruppe der sogenannten nichtsteroidalen Antiphlogistika, wie diese Entzündungshemmer in der Fachsprache heißen, hervorrufen. Ibuprofen kann neben leichten Magenbeschwerden auch Sodbrennen, Übelkeit und Durchfall erzeugen. Bei langfristiger Anwendung sind Magengeschwüre, Gastritis und Magen-Darm-Blutungen möglich. Dass Blutungen für alle Diabetiker besonders problematisch sind, wissen Sie bereits. Das besondere Risiko bei Ibuprofen besteht in der Kombination zweier unangenehmer Eigenschaften: Zum einen kann es Blutungen erzeugen, zum anderen wirkt es auch noch hemmend auf die Blutgerinnung. Ist die Magenschleimhaut entzündlich verändert und stellen sich leichte Blutungen ein, kann das Blut aus der Magenwand unkontrolliert aussickern. Das kann auch über längere Zeiträume hin geschehen. Wird dann zusätzlich noch ein Schmerzmittel mit Acetylsalicylsäure eingenommen, kann diese Kombination zu unerkannten Magenblutungen nach innen führen, die sich lebensbedrohlich entwickeln können.

Prexige

Ein weiterer Entzündungshemmer geriet im August 2007 mit negativen Nebenwirkungen in die Schlagzeilen. Das Medikament Prexige des Pharmakonzerns Novartis wurde auf Anordnung der zuständigen Zulassungsbehörde TGA für Australien vom Markt genommen. Auslöser waren zwei Todesfälle, die mit dem Entzündungshemmer zusammenhingen. Zuvor waren bereits acht Fälle untersucht worden, bei denen das Medikament zu schweren Leberschäden geführt hatte. Die australische Zulassungsbehörde Therapeutic Goods Administraton (TGA) war die Erste, die darauf reagierte und die Zulassung zurückzog.

Omalizumab

Omalizumab ist ein Wirkstoff, der noch vor einigen Jahren als »großer Durchbruch bei der Behandlung schwerer Allergien« gefeiert wurde – im August 2007 dann der Warnhinweis der US-Zulassungsbehörde FDA. Omalizumab ist ein künstlich hergestellter Antikörper, der allergische Reaktionen verhindern soll. Da er aber selbst ein körperfremdes Eiweiß ist, reagiert das Immunsystem einiger Menschen besonders stark. Nun folgte die Meldung, dass der Wirkstoff selbst zu einem allergischen Schock führen kann. Typische Symptome für so einen Schock sind Atemnot, Blutdruckabfall und Bewusstlosigkeit. Wird nicht rechtzeitig gehandelt, ist diese in der Fachsprache Anaphylaxie genannte Erkrankung lebensbedrohend. Grund für den Warnhinweis der FDA waren 124 Arztberichte über Nebenwirkungen von Omalizumab. Das ist eine Größenordnung, die laut FDA bei 0,2 Prozent der behandelten Patienten liegt. Kalkuliert man die Dunkelziffer ein, da nicht alle amerikanischen Ärzte entsprechende Berichte verfasst haben, gehen Fachleute inzwischen von Betroffenenzahlen im einstelligen Prozentbereich aus. Das bedeutet, einer von 100 Patienten erleidet nach der Injektion mit Omalizumab einen allergischen Schock. Das ist ein für Arzneimittel sehr hohes Risiko.

Antiadiposita

Neben Schmerz- und Entzündungshemmern sind auch die immer beliebter werdenden Antiadiposita nicht frei von unerwünschten Wirkungen. So wurden Arzneimittel zur Gewichtsreduzierung mit dem Wirkstoff Sibutramin am 6. März 2002 in Italien vom Markt genommen. Auslöser für diese verhältnismäßig drastische Maßnahme des italienischen Gesundheitsministeriums waren zwei Todesfälle. Sie hatten sich in engem zeitlichem Zusammenhang mit der Einnahme von Sibutramin ereignet. Zwei Frauen im Alter von 28 und 45 Jahren waren nach der unkontrollierten Einnahme von Sibutramin an Herzproblemen verstorben. Nachfolgende Untersuchungen in den USA wiesen dann das Ergebnis von 34 Todesfällen durch den Arzneistoff aus.

Sibutramin gehört zur Wirkstoffgruppe der Anoretika, die in jüngster Zeit in die Diskussion geraten sind. Diese Appetitzügler kommen wegen ihrer starken Nebenwirkungen immer mehr in Verruf. Diese umfassen die komplette Bandbreite von Kopfweh, trockenem Mund, Übelkeit, Erbrechen, Magen-Darm-Problemen und Nervenstörungen bis hin zu Bluthochdruck und Herzrhythmusstörungen. Nicht verabreicht werden dürfen Arzneien mit Sibutramin bei Patienten mit Angina pectoris, Schilddrüsenüberfunktion, Bluthochdruck, Epilepsie, Schlafstörungen und Herzinsuffizienz. Liegen Störungen der Leber- und Nierenfunktionen vor, wird ebenfalls von der Einnahme abgeraten. Ist bereits die Anwendung von Neuroleptika oder Antidepressiva angeordnet, darf Sibutramin nicht zusätzlich verschrieben werden.

Die erwünschte Wirkung richtet sich auf das Hungerzentrum und das Sättigungszentrum im Hypothalamus des Gehirns. Sie werden auch Serotonin-Noradrenalin-Wiederaufnahmehemmer genannt. In Europa ist Sibutramin unter dem Markennamen Reductil®, in den USA als Meridia® im Handel. In China trägt es den Markennamen LiDa®. Da alle diese Medikamente in unserem Land nur unter Vorlage eines gültigen Rezepts in der Apotheke zu bekommen sind, scheint es keine größeren Probleme mit diesen Wirkstoffen zu geben.

Die Realität sieht aber völlig anders aus und betrifft auch Tausende Diabetiker in unserem Land. Weil für die meisten Diabetiker das eigene Übergewicht mit Fortdauer der Erkrankung zu einem immer größeren Problem wird, greifen viele nach allen möglichen Mitteln der Gewichtsreduktion. Hierbei ist das Internet eine gute Anlaufstelle. Dort werden aber immer mehr Diätmittel aus China angeboten. Hierbei erwecken die Angebotsseiten häufig den Eindruck, dass es sich um Naturprodukte handelt. Doch meist ist diesen Fantasiepräparaten Sibutramin in hoher Dosierung beigemischt, oder es wird gleich LiDa® in Kapselform angeboten.

Man kann es nicht oft genug wiederholen. Jeder Diabetiker ist letztendlich für die Einnahme seiner Medikamente selbst verantwortlich. Ohne eigene Kontrolle der Inhalts- und Wirkstoffe und detaillierte Aufklärung über bekannte Neben- und Wechselwirkungen sollten Sie keine Tablette oder Kapsel einnehmen. Dies gilt ganz besonders, wenn zu einer bereits begonnenen Medikamententherapie weitere Präparate hinzukommen. Haben Sie sich für ein zusätzliches Mittel entschieden, gilt es, über mindestens vier bis sechs Wochen hinweg die Blutzuckerwerte doppelt sooft wie zuvor zu ermitteln. Unregelmäßigkeiten sollten dann stets eine völlige Neueinstellung zur Folge haben. Nur so können Sie davon ausgehen, alles Menschenmögliche für die Erhaltung der eigenen Gesundheit getan zu haben.

Hände weg von Online-Bestellungen

Die Online-Bestellung ist einfach, rascher neutraler Versand wird zugesagt. So kommen diese Präparate völlig unkontrolliert in die Hände von Menschen, die meist nicht genau wissen, welche Risiken sie mit der Einnahme eingehen. Da sie dies meist vor ihren behandelnden Ärzten verheimlichen, kann es besonders für Diabetiker zu lebensgefährlichen Problemen kommen, bei denen jede medizinische Kunst versagt. Zwar hat der deutsche Zoll inzwischen auf die Flut der Bestellungen reagiert, doch ist es kaum möglich, alle Pakete abzufangen. So wurden im Jahr 2005 in Deutschland rund 125.000 illegal eingeführte Kapseln beschlagnahmt. 2006 waren es bereits mehr als eine Million und der steigende Trend hält weiter an. Man kann den Eindruck gewinnen, dass manche Menschen lieber tot als dick sein möchten. Ein völliger Unsinn, selbst wenn uns das die Werbung mit den überschlanken Models immer wieder einreden will.

Das
Erfolgsrezept:

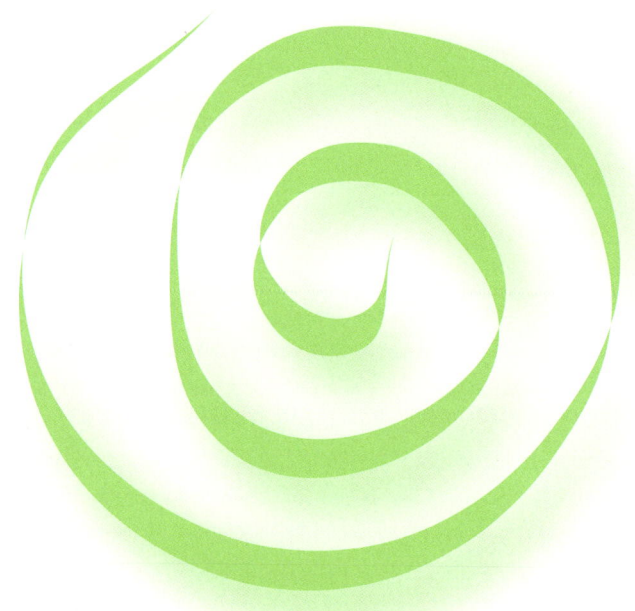

eine
ausgewogene
Ernährung

Wie wichtig die richtige Ernährung für Diabetiker ist, wissen Sie als Betroffene sicherlich am besten. Doch was Legionen von Ernährungs- und Diabetesberatern sich in speziellen Ernährungsplänen ausgedacht haben und immer noch ausdenken, geht an der Realität meist völlig vorbei. Über eine sinnvolle Nahrungsmittelzusammenstellung wird seit langem mehr Unsinn als echte Information verbreitet.

Über Jahrzehnte hinweg wurden Diabetiker mit den unsinnigsten »Diabetesdiäten« traktiert, die alle nachweislich den Blutzuckerspiegel senken sollen. Kohlenhydrate sind hierbei schlecht und Zucker wird völlig verbannt. Alles Blödsinn! Denn für Diabetiker gilt wie für Nicht-Diabetiker auch: Am besten ist eine ausgewogene Ernährung!

An der Realität vorbei: das »BE-Gerüst«

Das sogenannte »BE-Gerüst« galt jahrelang als das Maß aller Dinge. BE ist die Abkürzung für Broteinheit, manche sagen auch Berechnungseinheit. Man kennt den Begriff nur in Deutschland, Österreich und der Schweiz. Mit Hilfe der BE-Werte können Sie die Menge der enthaltenen Kohlenhydrate in einem Lebensmittel einfacher überschauen und vergleichen. Ein BE entspricht etwa zehn bis zwölf Gramm Kohlenhydraten. Seit einiger Zeit verwendet man auch den neuen Begriff KE für Kohlenhydrateinheit. Ein KE entspricht hier zehn Gramm Kohlenhydraten. So entstanden »Reduktionsdiäten« für Diabetiker, in denen genau vorgeschrieben wird, welche BE-Mengen zu bestimmten Tageszeiten gegessen werden dürfen. Ein typisches Beispiel liest sich wie folgt:

- 3 BE Frühstück
- 2 BE Zwischenmahlzeit
- 3 BE Mittagessen
- 2 BE Zwischenmahlzeit
- 3 BE Abendessen

Alles schön theoretisch und bar jeglicher Diabetiker-Realität. Die empfohlenen BE-Mengen reichen meist nicht aus, um richtig satt zu werden. So essen die Betroffenen zusätzlich Wurst oder Käse, weil diese Nahrungsmittel nicht angerechnet werden. Dies ist aber wegen der deutlich erhöhten Fettaufnahme schlecht für das Gewicht. Diese zusätzlichen Pfunde wirken sich wiederum negativ auf die Blutzuckerwerte aus. Heute weiß man, dass eine ausgewogene Ernährung der Schlüssel zum Erfolg ist. Hierzu gehören auch Kohlenhydrate, Zucker und Fett, aber in Maßen, sowie ausreichend Ballaststoffe. Die richtige Ernährung für Diabetiker unterscheidet sich nicht von der aller anderen Menschen auch.

Glykämischer Index – für den Alltag ungeeignet

Der Begriff »wissenschaftlich bewiesen« ist seit Jahrzehnten der wohl am häufigsten missbrauchte Begriff in der Ernährungsberatung. Dies trifft vor allem für die Kohlenhydrate und ihre Wirkung auf den Blutzucker zu. In den 1980er Jahren wurde im Rahmen der Diabetesforschung ein neuer Berechnungswert eingeführt, der glykämische Index, kurz Glyx oder GI. Er ist ein Maß zur Wirkungsbestimmung kohlenhydrathaltiger Nahrungsmittel auf den Blutzuckerspiegel. In Tabellenform wurden die Lebensmittel erfasst und nach diesem Maß gewertet. Sofort entstanden eine eigene Glyx-Diät und andere Diäten, die auf den Werten aufbauen. Es wurden Tabellen für »gute« und »schlechte« Nahrungsmittel erstellt. Ein neuer Trend auf wissenschaftlicher Basis war geboren. Leider vergaß man dabei, den Diabetikern zu erklären, dass der GI ausschließlich zu Forschungszwecken als Laborparameter entwickelt wurde. Er beschreibt die Blutzuckerreaktion, die bei Aufnahme von 100 Gramm Kohlenhydraten eines bestimmten Lebensmittels ablaufen. Dies ist nicht mit 100 Gramm des entsprechenden Lebensmittels selbst zu verwechseln! Nimmt man beispielsweise Möhren, die mit einem GI-Wert von 70 angegeben werden. Sie sind kohlenhydratarm. Im Vergleich mit kohlenhydratreichen Backwaren wie etwa Baguettebrot, auch Gl 70, muss man ganz andere Mengen zu sich nehmen, um 100 Gramm Kohlenhydrate aufzunehmen. Bei den Möhren wären es mehr als 1,5 Kilogramm, beim Baguettebrot reichen bereits rund 100 Gramm. Völlig unberücksichtigt bleiben beim Gl die unterschiedlichen Reaktionen des Blutzuckers beim Essen mehrerer verschiedener Lebensmittel, wie es bei uns üblich ist. Wenn man einfach die GI-Werte addiert, wie es in einigen diese Spezialdiäten gemacht wird, ergeben sich in der Praxis völlig andere Reaktionen. Einer der wichtigsten Punkte betrifft die individuelle Schwankungsbreite bei verschiedenen Menschen und bleibt beim GI-Wert völlig unberücksichtigt. Da die Nahrungsverwertung im Körper stark von den Stoffwechselfunktionen abhängt, ist sie nicht nur bei verschiedenen Menschen unterschiedlich. Sie kann auch bei derselben Person zu unterschiedlichen Zeitpunkten völlig anders verlaufen. Der menschliche Organismus ist kein Labor, in dem immer alles gleich verläuft. Darum sollten reine Laborwerte in der realen Ernährung auch nur als Basisinformationen betrachtet werden. Die GI-Tabellen eignen sich daher in der Ernährungspraxis von Diabetikern eher wenig bis gar nicht.

Sinnlos: Aufnahmegeschwindigkeit von Kohlenhydraten

Ein oft verbreiteter Irrtum betrifft die Aufnahmegeschwindigkeit von Nahrungsmitteln und ihre Auswirkungen auf den Blutzuckerspiegel. In zahlreichen Publikationen und speziellen Kochbüchern werden Diabetiker dazu angehalten, auf bestimmte Nahrungsmittel zu verzichten. Als Begründung wird angeführt, dass die enthaltenen Kohlenhydrate rascher vom Körper aufgenommen und so den Blutzuckerspiegel schneller erhöhen würden. Das ist zwar theoretisch nicht falsch, aber in der Praxis für die tägliche Ernährung irrelevant. Die Aufnahmegeschwindigkeit von Kohlenhydraten ist nicht nur von den ermittelten und in Tabellen aufgelisteten Werten abhängig, sondern von zahlreichen anderen Faktoren und Rahmenbedingungen. Die meisten Lebensmittel nehmen wir nicht in reiner Urform, sondern als Mischprodukte zu uns. Am einfachsten lässt sich das anhand von Schokolade darstellen. Sie enthält sowohl Zucker als auch Fett. Deshalb führt normale Schokolade nur zu einer langsamen Erhöhung des Blutzuckerwerts. Die Zuckeraufnahme wird durch das Fett abgebremst. Da wir aber gewohnt sind, unsere Mahlzeiten in Form von Mischkost zu uns zu nehmen, machen solche Bewertungen wie schnelle oder langsame Blutzuckeraufnahme ebenfalls keinen großen Sinn. Dies wurde inzwischen im Rahmen mehrerer Studien am Menschen nachgewiesen. In Langzeituntersuchungen konnten keine Unterschiede im Blutzuckerspiegel von Probanden, die »schnelle« Kohlenhydrate aßen, zu denen festgestellt werden, die sich mit »langsamen« ernährten.

Bestens bewährt: Kohlenhydrate, Fette und Proteine

Seit einigen Jahren setzt sich langsam, aber sicher die Erkenntnis durch, dass sich eine gesunde Ernährung von Diabetikern nicht mehr von der anderer Menschen unterscheiden sollte. Der Organismus benötigt eine regelmäßige Zufuhr von Energie, um alle wichtigen Funktionen aufrecht erhalten zu können. Diese liefern vor allem Kohlenhydrate, Proteine und Fette. Sie sollten in einer möglichst idealen Zusammenstellung zugeführt werden. Die Ernährungswissenschaft hat dazu eine Zusammensetzung ermittelt, die sich in der Praxis bestens bewährt hat:

- Kohlenhydrate: 50 bis 60 Prozent
- Proteine: 15 Prozent
- Fette: 30 Prozent

Da die Nahrungsmittel aber unterschiedliche Energiegehalte haben, spielt der Energie- oder Brennwert bei der Zusammenstellung von Mahlzeiten eine nicht unerhebliche Rolle. Er wird in

Kilokalorien (kcal) angegeben. Der Begriff Joule hat sich im allgemeinen Sprachgebrauch bis heute nicht durchsetzen können. Für die Bestimmung der Kalorienwerte gibt es eine einfache Faustformel: Ein Gramm Kohlenhydrate oder Eiweiß liefert jeweils vier Kilokalorien, ein Gramm Fett neun Kilokalorien. Wie viele Kalorien ein Mensch pro Tag benötigt, richtet sich nach verschiedenen Kriterien. Gewicht, Körpergröße und körperliche Aktivitäten sind hierbei wichtige Faktoren, aber auch verschiedene Stoffwechselzustände und schwankende Hormonspiegel. Am meisten wird der Kalorienbedarf aber durch die körperliche Bewegung beeinflusst. So können beispielsweise für einen Mann mit 70 Kilogramm Körpergewicht und normaler Statur bei hauptsächlich sitzender Tätigkeit rund 1500 Kalorien am Tag ausreichen. Ein nur 50 Kilogramm schwerer, drahtiger Radprofi benötigt bei einem mehrtägigen Radrennen dahingehend 8000 und mehr Kalorien täglich, um seine Leistung bringen zu können. Dies sollte allerdings hauptsächlich über Kohlenhydrate erfolgen, da diese bei muskulärer Belastung die erste und wichtigste Energiequelle des Körpers sind.

Gute Kohlenhydrate, schlechte Kohlenhydrate

Kohlenhydrate teilt man in drei Gruppen ein:

- Einfachzucker: Hierzu gehören unter anderen Frucht- und Traubenzucker. Sie gehen rasch vom Darm ins Blut über und erhöhen so recht schnell den Blutzuckerwert.
- Zweifachzucker wie zum Beispiel Haushalts-, Milch- oder Malzzucker. Sie werden rasch in Einfachzucker gespalten und gehen ebenfalls zügig ins Blut über.
- Mehrfach- oder Vielfachzucker, wie er beispielsweise in pflanzlicher und tierischer Stärke vorkommt. Mehrfachzucker werden im Darm in einem langwierigeren Prozess in Einfachzucker aufgespalten. Erst dann können sie über den Darm ins Blut gelangen. Eine Erhöhung des Blutzuckers dauert folglich wesentlich länger.

Für die Versorgung mit Kohlenhydraten bei Diabetikern bieten sich deshalb die Mehrfachzucker als beste Variante für eine regelmäßige und gleichbleibende Einstellung an. Sie sind vor allem in Getreideprodukten, Reis, Nudeln, Kartoffeln und verschiedenen Obstsorten enthalten. Außerdem sind sie reich an Vitaminen und Mineralstoffen. Ihre Ballaststoffdichte ist ein weiterer Pluspunkt, denn sie verstärkt das Sättigungsgefühl und hilft beim Abnehmen.

Nahrungsmittel, welche die Therapie gefährden können

Neben diesen generellen Erkenntnissen, die ein Diabetikerleben erleichtern, gibt es aber auch noch einige Hinweise zu speziellen Nahrungsmitteln. Sie sollten diese unbedingt beachten, wenn Sie Ihre eigene Therapie nicht gefährden oder falsche Testergebnisse erhalten wollen.

Grapefruit führt zu Wechselwirkungen

Die Grapefruit ist seit ihrer Entdeckung als besonders gesunde Frucht bekannt. Der Saft ist weltweit äußerst beliebt, weil er nicht zu süß, aber sehr erfrischend ist. Im Jahr 2004 wurde Grapefruitsaft plötzlich auch für Diabetiker interessant. Eine auch heute noch oft zitierte Studie aus den USA mit 100 übergewichtigen Probanden ergab, dass durch den regelmäßigen Verzehr einer Grapefruit vor jeder Mahlzeit das Abnehmen beschleunigt wird. Außerdem hatte das Team um Ken Fujioka an der Scripps-Clinic in San Diego entdeckt, dass sich die Blutzuckerwerte der Teilnehmer in der Grapefruit-Gruppe gegenüber denen der Placebo-Probanden leicht verbessert hatten. Umgehend setzte sich die große PR-Maschine der Amerikaner in Bewegung. Ist doch die USA das Land der weltweit größten Grapefruitplantagen. Als Diabetesprävention und zur Therapieunterstützung wurden umgehend Produkte geschaffen, um auch jene Diabetiker zu versorgen, die den Geschmack eines natürlichen Grapefruitsaftes nicht mögen. Pulver und Kapseln kamen auf den Markt und viele Diabetiker griffen höchst erfreut zu Präparaten und Früchten. Eines hatten die US-Wissenschaftler allerdings nicht bedacht oder schlichtweg verschwiegen. Grapefruitsaft birgt auch Gefahren in sich, die Diabetikern größte Probleme bereiten können. In neueren Studien konnte belegt werden, dass der Grapefruitsaft Stoffe enthält, die mit einer Vielzahl von Medikamenten unerwünschte Wechselwirkungen erzeugen. Insbesondere die Inhaltsstoffe Naringenin und Bergamottin sind dafür verantwortlich. Da die Masse der Diabetiker mit Hilfe verschiedener Medikamente therapiert wird, sind die möglichen Wechselwirkungen kaum abschätzbar.

Wer dennoch nicht auf Grapefruitsaft verzichten will, muss sich häufiger kontrollieren.

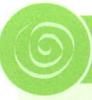 **Lieber Zitronen- und Orangensaft!**

Inzwischen ist bekannt, dass Antidepressiva, Antibiotika, Blutdrucksenker, Schmerzmittel und cholesterinsenkende Arzneien vom Grapefruitsaft beeinflusst werden. Vor allem bei Cholesterinsenkern aus der Gruppe der Statine und Antiallergika mit dem Wirkstoff Terfenadin sind starke Wechselwirkungen mit der Grapefruit bekannt. Laut Fachpresse sind die Komplikationen so gravierend, dass es bereits zu vereinzelten Todesfällen geführt hat. In den USA hat man die Problematik inzwischen erkannt. Deshalb müssen alle neuen Präparate vor der Zulassung durch die NDA auf Wechselwirkungen mit Grapefruit geprüft werden. In Europa ist man noch nicht so weit. Deshalb sollten Diabetiker im Zweifelsfall lieber Zitronen- oder Orangensaft trinken. Diese Zitrussäfte sind ebenfalls gesund, aber weniger problematisch in Verbindung mit Medikamenten.

Diabetes und Alkohol

Zum Themenbereich Diabetes mellitus und Alkoholkonsum ist viel Schlüssiges, aber auch Unsinniges gesagt und geschrieben worden. Fakt ist, dass Alkohol die Eigenschaft hat, die Blutzuckerwerte zu senken. Ebenso steht fest, dass regelmäßiger Alkoholgenuss, vor allem wenn er exzessiv wird, den gesamten Organismus schädigt. Für Diabetiker gilt es, zu wissen, dass größere Mengen von Alkohol, etwa während eines Festes oder einer Familienfeier genossen, zu ungewohnter Unterzuckerung führen können. Deshalb sollten Sie während des Trinkens kohlenhydrathaltige Lebensmittel zu sich nehmen. Ein paar leichte Snacks gleichen das Ungleichgewicht rasch wieder aus. Bei insulinabhängiger Therapie sollte der durch Alkohol verstärkte Zuckerabbau deshalb unbedingt einkalkuliert werden.

Dies ist besonders wichtig, wenn sich Feste oder Trinkgelage in die Abendstunden erstrecken. In so einem Fall sollten Sie immer noch den Zuckerspiegel messen, ehe Sie ins Bett gehen. Sollte er zu dem Zeitpunkt im Normalbereich liegen, empfiehlt es sich, einen Riegel Schokolade oder einige Kekse zu essen. Damit entgehen Sie in den allermeisten Fällen dem Risiko der Unterzuckerung über Nacht.

Vorsicht: Gift in der Nahrung

Selbst das von allen Ernährungsfachleuten so hoch gelobte Gemüse kann sich heutzutage zu einem für Diabetiker gefährlichen Nahrungsmittel erweisen. Das hier angesprochene Problem steckt im Boden und heißt in der Fachsprache Streptotocin. Dies ist ein Naturstoff, den Mikroorganismen erzeugen, die im Erdreich leben und Streptomyceten genannt werden. In der medizinischen Forschung sind sie bekannt und beliebt, produzieren sie doch eine Vielzahl der bekannten Antibiotika. Leider kann man aber etwa die Hälfte dieser Stoffe nicht nutzen. Sie haben zu große Schadwirkungen. Bei Bauern und Gärtnern sind sie weniger beliebt. Sie befallen mit Vorliebe Gemüsepflanzen. Kartoffeln und Möhren gehören zu ihren liebsten Tummelplätzen. Man erkennt es dann daran, dass befallene Stellen faulen. An diesen Stellen bilden sich dann ebenfalls die Substanzen, die ansonsten im Erdreich erzeugt werden. Dies hat bereits vor Jahren einige Wissenschaftler zu der Überzeugung gebracht, dass der Verzehr befallener Gemüse ein Faktor sein kann, der Diabetes auslöst oder zumindest die krankhafte Entwicklung beschleunigt. Diese These ist gar nicht so abwegig. So zeigen epidemiologische Untersuchungen, dass in den Regionen mit einem hohen Verbrauch an Kartoffeln, vor allem Europa und Nordamerika, wesentlich mehr Diabetiker diagnostiziert werden als beispielsweise in Asien, wo man viel mehr Reis isst. Das ist natürlich noch kein wissenschaftlicher Beleg. Doch eine andere Entdeckung untermauert die These.

Glukoseintoleranz kann sich entwickeln

Da die moderne Wissenschaft immer präzisere Mess- und Erkennungsmethoden mit den dazugehörigen Geräten entwickelt, stehen heute die notwendigen analytischen Möglichkeiten zur Verfügung. Man kann die in Frage kommenden Stoffe genauer untersuchen und ihre Wirkungen exakter bestimmen. An den von Fäulnis befallenen Stellen der Gemüse entdeckte man die sogenannten Bafilomycine, die bei Laborratten bereits in Nanogramm-Dosierungen (Millionstel Milligramm) Glukoseintoleranz erzeugten. Außerdem konnten Schädigungen der Bauchspeicheldrüse festgestellt werden. Auch beim Nachwuchs der Labortiere wurden negative Veränderungen erkannt. Das Risiko für Typ-1-Diabetes stiegt deutlich an. Der dritte Faktor, der für die Beeinflussung von Diabeteserkrankungen durch die Erzeugnisse von Streptomyceten spricht, ist in der Forschung schon länger bekannt. Bei Versuchen mit Labortieren wird bereits seit Jahren Typ-1-Diabetes durch Zugaben von Streptotocin erzeugt. Ein deutlicher Beweis dafür, dass dieser Stoff tatsächlich Diabetes erzeugen kann.

Man kann diese Erkenntnisse nicht einfach ignorieren, wenn man sich nicht unnötigen Risiken aussetzen will. So empfiehlt es sich nicht nur für Diabetiker, sondern für alle Menschen, im Umgang mit Gemüse besondere Sorgfalt walten zu lassen. Verdorbenes sollte sofort entsorgt werden. Dies gilt auch für angeschimmeltes und stark angefaultes Gemüse. Kleine Stellen können ausgeschnitten werden. Dies sollte aber deutlich über den befallenen Bereich hinaus erfolgen. Alles Gemüse sollte gut gewaschen und geputzt werden. Gemüse aus dem Boden muss heute unbedingt geschält werden. Der Genuss der Schale ist nicht mehr unbedenklich, da sich auch andere Umwelttoxine dort einnisten können. Hält man sich an diese Regeln, hat man alles Menschenmögliche getan, um die Risiken einer zusätzlichen Schädigung oder nachteiligen Beeinflussung einer Therapie zu vermeiden.

 ### Nicht empfehlenswert: Diabetikerprodukte

Die seit Jahren im Handel immer intensiver angebotenen speziellen Diabetikerprodukte sind durchweg nicht empfehlenswert. Sie enthalten meist Fruktose (Fruchtzucker), Zuckeralkohole oder andere Zuckeraustauschstoffe und Fette. Diese sind sehr energie- und kalorienreich. In der Regel sind diese speziellen Produkte deutlich teurer. Vor einigen Jahren habe ich selbst einmal eine unangenehme Begegnung mit Schokoplätzchen gehabt, die als Diabetiker-Produkt deklariert waren. Meine Frau wollte mir eine besondere Freude bereiten und brachte sie von einem Einkauf mit. Nach dem Verzehr einiger dieser Diabetiker-Plätzchen stieg mein Blutzucker bedenklich an und ich musste mit einer zusätzlichen Insulingabe entgegenwirken. Seitdem haben weder meine Frau noch ich jemals wieder so ein Produkt in der Hand gehabt.

Hier dürfen Sie zugreifen!

Nahrungsmittel müssen aber nicht immer negative Auswirkungen auf eine Diabetikertherapie haben. Ganz im Gegenteil: Es gibt sogar einige, die sich positiv auf den Blutzucker auswirken können.

Zimt wirkt Diabetes entgegen

Bereits vor mehr als 15 Jahren zeigten erste Laborstudien mit isolierten Rattenzellen, dass Zimtextrakt die Insulinaktivität steigert. Erste Untersuchungen am Menschen wurden im Jahr 2003 veröffentlicht. Die Studie war in Pakistan mit 60 Probanden durchgeführt worden. In drei Gruppen erhielten sie Tagesdosen von einem, drei und sechs Gramm Zimt sowie in einer Kontrollgruppe ein Placebo. Die Ergebnisse waren für alle Diabetiker äußerst erfreulich. Bereits in der Gruppe mit der niedrigsten Dosierung sank der Blutzuckerspiegel nach einiger Zeit um mehr als 25 Prozent. In der Auswertung aller Testpersonen wurden Senkungen bis zu 50 Prozent erreicht. Außerdem wurden auch die Lipidwerte deutlich reduziert. In der Placebogruppe gab es keine Veränderungen.

Zwei nachfolgende Studien mit Europäern konnten diese hohen Zuckersenkungen leider nicht bestätigen. Bei ihnen sank der Blutzuckerspiegel nur wenig. Diese unterschiedlichen Ergebnisse führten zu großen Diskussionen in der Fachwissenschaft. Nachuntersuchungen brachten dann zutage, dass die pakistanischen Probanden zu Beginn der Untersuchungen wesentlich höhere Blutzuckerwerte aufwiesen als ihre europäischen Kollegen. Außerdem waren die meisten Europäer bereits mehr oder weniger gut eingestellt. So zeigte sich, dass vor allem nicht behandelte und schlecht eingestellte Diabetiker ihren Blutzuckerspiegel mit Hilfe von Zimt deutlich senken können. Wer bereits gut therapiert wird und optimal eingestellt ist, erzielt durch gezielte Zimtzugaben nur unbedeutende Senkungen.

Zimt ist kein Insulinersatz!

Würzprodukte aus der Zimtrinde haben auf alle Diabetiker und Diabetesgefährdete eine positive Wirkung. Doch Vorsicht! Es ist medizinisch nicht sinnvoll, täglich möglichst viel Zimt zu schlucken, um so eine große Blutzuckersenkung zu erreichen. Zimt ist kein Insulinersatz, auch wenn das inzwischen von einigen unseriösen Produktanbietern so dargestellt wird. Auch die Probanden mit den höchsten Blutzuckersenkungen mussten nach Abschluss der genannten Studien eingestellt und medikamentös behandelt werden. Zimt kann nur eine natürliche Therapieunterstützung sein.

Finger weg von dubiosen Angeboten!

Obwohl es inzwischen diverse »Zimtratgeber für Diabetiker« gibt, sollten Sie beim Erwerb der angebotenen Produkte Vorsicht walten lassen. Für Diabetiker angebotene Nahrungsergänzungen und Zimtextrakte halten nicht das, was sie versprechen. Besonders gefährlich können die im Internet und Versandhandel beworbenen Produkte aus Asien sein. Sie enthalten oft hohe Anteile an Cumarin. Das gilt auch für viele Zimtprodukte aus Supermärkten. Cumarin hat aber unangenehme Nebenwirkungen. Es kann Krebs auslösen und Leberschäden verursachen, wenn es über einen längeren Zeitraum konsumiert wird. Deshalb wurden in der EU für Cumarinzugaben in Lebensmitteln auch Höchstwerte festgelegt. Neue Untersuchungen des Bundesinstituts für Risikobewertung haben erbracht, dass ein Großteil der aus Asien importierten Zimtprodukte zu hohe Cumarinanteile enthält. Besonders hohe Werte wiesen dabei Produkte aus China auf. Deshalb lieber Finger weg!

Seriöse und zugelassene Produkte erhalten Sie auch ganz normal in der Apotheke Ihrer Wahl.

Light-Getränke

Leider ist es heutzutage so, dass in fast allen angebotenen Limonaden und Säften ein relativ hoher Zuckeranteil steckt. Selbst bei den so bezeichneten »reinen« Fruchtsäften wird heute Glukose zugesetzt. Beachten Sie als Diabetiker diese versteckten Zucker nicht, kann es rasch zu einer ungewollten Überzuckerung kommen. Hier helfen die sogenannten Light- und Zero-Getränke. Sie werden nicht mit Zucker, sondern mit kalorienfreien Süßstoffen gesüßt. Dies hat für Diabetiker zwei wichtige Vorteile: Zum einen wird beim Trinken nicht unkontrolliert unnötiger Zucker aufgenommen. Zum anderen enthalten sie kaum Kalorien und machen deshalb nicht so dick wie Zuckerlimonade. Wie sehr Getränke den Kalorienhaushalt belasten können, zeigt sich recht gut am Beispiel der Cola-Getränke aller Hersteller. In der Lightversion enthält eine Flasche mit 1,5 Litern Inhalt keinen Zucker, kein Fett und neun bis zwölf Kalorien. Die gleiche Menge eines normalen Cola-Getränks enthält mehr als 700 Kalorien. Mit zwei solcher Familienflaschen könnte ein schlanker Mensch bereits seinen gesamten Tagesbedarf an Kalorien decken. Zusätzlich regelmäßig zum normalen Essen getrunken, ist eine unnötige Gewichtszunahme nahezu vorprogrammiert.

Nicht mehr als einen Liter täglich

Die meisten Lightprodukte sind nicht gesundheitsschädlich, auch Cola light nicht, wenn Sie nicht mehr als einen Liter täglich trinken. Der Grund: In Cola light steckt Phosphor. Zu viel davon vermindert die Aufnahme von Kalzium im Körper. Auf Dauer kann das zu Osteoporose, also zu brüchigen Knochen führen. Außerdem ist die in Cola light enthaltene Phosphorsäure aggressiv. Bei Menschen, die einen empfindlichen Magen haben, kann es zu Magenschleimhautreizungen kommen.

Chirurgische Maßnahmen:

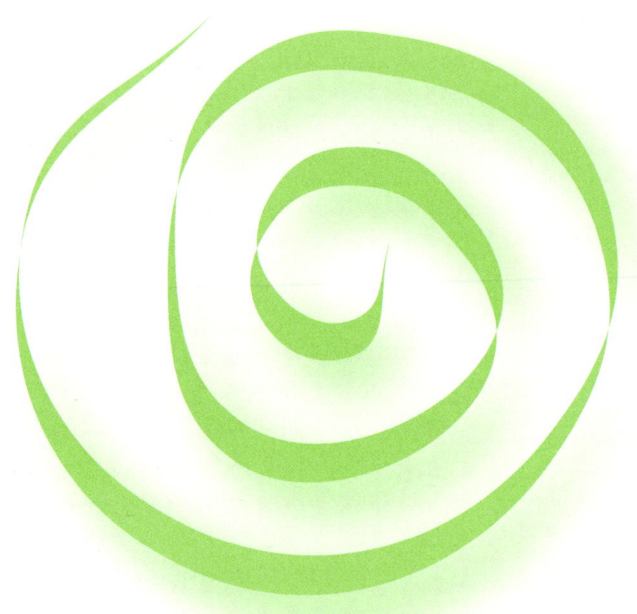

problematisch
und
oft unnötig

Es ist heutzutage leider so, dass das Skalpell viel zu häufig zum Einsatz kommt. Sind es in den chirurgischen Praxen meist die kleineren und größeren Schönheitsoperationen und das inzwischen für viele Dicke zum lästigen Alltag gewordene Fettabsaugen, wird in den größeren Kliniken alles geschnitten, was im Weg ist. Blickt man in das für viele medizinische Entwicklungen Vorbildland, die USA, muss man erkennen, dass dort noch viel häufiger operiert wird als bei uns. Doch das kann nicht die medizinische Zukunft sein. Auch der kleinste chirurgische Eingriff birgt nämlich große Gefahren in sich. Sowohl bei der Operation als auch danach kann eine Vielzahl von Problemen auftreten, die nicht immer kalkulierbar sind. Diabetiker sind dabei noch wesentlich größeren Risiken ausgesetzt als gesunde Menschen.

Wenn eine OP bevorsteht ...

Für Diabetiker ist es notwendig, stets den Diabetikerpass oder einen entsprechende Hinweis bei sich zu tragen. So ist der Notfallchirurg bei einer plötzlich durchzuführenden Operation über den Zustand seines Patienten informiert. Dies kann zum Beispiel nach einem Unfall oder bei einer akuten Blinddarmentzündung lebenswichtig sein. Steht ein Operationstermin bevor, auf den Sie sich vorbereiten können, sind viele Probleme bereits im Vorfeld regelbar und Sie können sich selbst besser über das Bevorstehende informieren. So können Sie genaue Auskünfte über die Klinik einholen, in der Sie operiert werden sollen. Am besten ist es, wenn Ihnen dort ein Diabetologe zur Verfügung steht. Dieser kennt die möglichen Risiken besser als die meisten anderen Fachärzte.
Vor dem Eingriff muss der Zuckerwert unbedingt gut eingestellt sein. Am Morgen des Operationstages sollte der Nüchternwert möglichst 110 mg/dl nicht übersteigen. Bei deutlich höheren Werten können sich nämlich rasch Infekte einstellen. Liegt der Wert über 180 mg/dl, wird ein erfahrener Chirurg den Eingriff vorsichtshalber verschieben, bis sich der Wert normalisiert hat.

Was ist mit den Medikamenten?

Arzneien mit dem Wirkstoff ASS sollten Sie bereits eine Woche vor dem Operationstermin absetzen. Sie behindern die Blutgerinnung. Das gilt auch für andere Blutverdünner. Die oralen Antibiotika sollten zwei Tage vor der Operation nicht mehr eingenommen werden, dies betrifft ganz besonders Tabletten mit dem Wirkstoff Metformin. Arzneien zur Blutdruckregulierung können Sie unbedenklich weiter einnehmen.

Kliniken, die Erfahrung im Umgang mit Diabetikern haben, führen Operationen an Diabetikern fast immer am frühen Morgen durch, damit die benötigte Nüchternphase so kurz wie möglich ist. Geht dies nicht, wird der Diabetes während der Operation mit einer GIK-Infusion behandelt. GIK steht als Abkürzung für die Zusammensetzung Glukose-Insulin-Kalium. Dabei werden die Werte halbstündig gemessen, bei Bedarf wird auch noch eine Elektrolytlösung injiziert. Nach der Operation sollten Sie mit der ersten Mahlzeit wieder Ihre gewohnte Therapie weiterführen. Wenn keine besonderen medizinischen Gründe vorliegen, ist von einem Medikamentenwechsel abzuraten. Da nicht jede Klinikapotheke über alle Antidiabetika verfügt, ist es ratsam, sich einen genügend großen Vorrat an eigenen Medikamenten mitzubringen.

Bei einem längeren Krankenhausaufenthalt nach einer Operation sollten Sie bei der Auswahl ihrer Tagesmahlzeiten nicht auf besonderer Diabetikerkost bestehen. Die normale Kost ist meist ausgewogener und schmeckt auch viel besser.

Erschwerte Heilung nach Operationen

Die schwerwiegenden Probleme fangen bei vielen Diabetikern erst nach einer Operation an. Die Heilungsphase ist gestört und währt immer länger als bei Nicht-Diabetikern. Wie schwer große Wunden heilen, wird klar, wenn man als Diabetiker in der Alltagspraxis erlebt, wie langwierig selbst kleinste Verletzungen abheilen. Hinzu kommt, dass der Operationsstress und nachfolgende Schmerzen einen Diabetes negativ beeinflussen. Die Blutzuckerwerte können in kurzer Zeit verrücktspielen und ungeahnte Höhen oder Tiefen erreichen. Eine häufige Kontrolle ist deshalb für den eigenen Selbstschutz wichtig.

Überflüssige Fuß- und Beinamputationen

Wie bereits angesprochen, werden in Deutschland viel zu oft Amputationen vorgenommen, ohne vorher alle anderen Möglichkeiten zur Erhaltung der betroffenen Gliedmaßen ausgeschöpft zu haben. Nach der Deutschen Gesellschaft für Gefäßchirurgie ist die Hälfte aller rund 20.000 Beinamputationen pro Jahr überflüssig. Andere Spezialisten gehen davon aus, dass dies auch auf einen Großteil der Voll- und Teilamputationen von Diabetikerfüßen zutrifft. Grund hierfür ist aber nicht nur, wie in einigen Artikeln angegeben, die Unwissenheit vieler Ärzte, sondern vielmehr die Sorglosigkeit einer großen Zahl von Diabetikern. Hierbei sind es vor allem Männer, die viel zu wenig auf den Zustand ihrer Füße achten. Das beweist der hohe Anteil männlicher Patienten bei den Operationszahlen.

Stellen sich erste leichte Kribbelgefühle an Zehen und Ballen ein, werden diese nicht sofort mit der eigenen Erkrankung in Verbindung gebracht. Patienten im fortgeschrittenen Alter halten es oft für erste Anzeichen von Altersbeschwerden. Der wichtige Arztbesuch wird zunächst einmal verschoben. Stattdessen kommen alte Hausmittel zur Anwendung. Fußbäder mit Kamille, Umschläge und Kneipp-Anwendungen bringen dann auch scheinbar Abhilfe. Doch das ist ein Trugschluss. Dieses subjektive Nachlassen der Probleme ist oft einem Placeboeffekt gleichzusetzen. Bereits nach wenigen Wochen setzen die Symptome meist wieder ein und lassen sich dann auch nicht mehr so leicht beseitigen. Werden die Schmerzen stärker, wird endlich der Arzt konsultiert.

Nun kommt der Aspekt des ärztlichen Fachwissens ins Spiel.

Bei den ersten Symptomen zum Spezialisten

Gerät man an einen Arzt, der glaubt, alles über Diabetes zu wissen, können zusätzliche Probleme die Folge sein. Dies gilt natürlich auch für Ärzte, die nur wenig Erfahrung im Umgang mit Diabetes mellitus haben. So erging es mir wie vielen meiner Leidensgenossen beim ersten Arztbesuch. Ohne sich optisch vom Zustand meiner Füße und Zehen zu überzeugen, zückte der Arzt seinen Rezeptblock und verschrieb mir ein Medikament gegen Polyneuropathie. Für ihn stand die Diagnose bereits bei der Erklärung der Symptome durch mich fest. Was aber, wenn ich mich falsch ausgedrückt oder die Symptome nicht richtig erklärt hätte?

Diese Frage stellte ich mir leider erst einige Jahre später. Zum damaligen Zeitpunkt nickte ich nur beipflichtend und nahm einige Zeit lang die Arznei, die mir der Arzt gegen »Polyneuropathie« verschrieben hatte. Über den weiteren Zustand meiner Füße und die sich aufzeigende Entwicklung machte ich mir zu jenem Zeitpunkt keine weiteren Gedanken. Die beruhigenden Worte des Arztes und die vermeintliche Sicherheit eines guten Medikaments fegten alle meine Bedenken einfach fort. Erst viel später widmete ich mich wieder intensiver meinen Füßen und den immer stärker werdenden Problemen. Zu meinem Glück war es noch nicht zu spät. Ich habe noch beide Füße und alle Zehen. Hierbei halfen mir vor allem eine gezielte Fußpflege und Akupunkturmaßnahmen. Auch eine Reflexzonentherapie kann vieles bewirken.

Als Diabetiker sollten Sie unbedingt bei ersten Anzeichen neuropathischer Probleme einen Fachtherapeuten aufsuchen. Sie müssen ihn dabei unbedingt auf die vorliegende Erkrankung hinweisen und auf einer genauen Untersuchung der Füße bestehen. Zusätzlich sollten Sie einen Akupunktur-Fachmann aufsuchen und sich regelmäßigen Sitzungen unterziehen. Dann sinkt Ihr Risiko, frühzeitig an Beinen oder Füßen amputiert zu werden, beträchtlich.

Die Zehen – viel zu oft entfernt

Auch die Zehen von Diabetikern werden viel zu oft amputiert, weil sie nicht rechtzeitig und gründlich genug untersucht wurden. Häufig treten zuerst leichte Druckstellen und Rötungen auf. Diese entwickeln sich dann zu Geschwüren. Letztendlich kommt die Medizin nicht umhin, die solcherart betroffenen Gliedmaßen zu entfernen. Das Risiko eines Wundbrands mit allen schlimmen Folgen bis hin zum Tod ist zu groß. Deshalb sollte jeder Diabetiker seine Zehen und Füße mindestens einmal täglich gründlich untersuchen. Hierbei kann ein auf den Boden gelegter Spiegel recht hilfreich sein, um die Unterseiten zu kontrollieren. Kleinere, oft nicht sofort bemerkte Verletzungen und Druckstellen müssen sofort behandelt werden. Oft ist auch ein Wechsel des Schuhwerks nötig, weil es zu eng geworden ist oder schlecht sitzt. Behandelt man diese ersten Anzeichen nicht und die befallenen Stellen werden größer oder beginnen zu nässen, ist das Risiko der Geschwürbildung äußerst groß. Der Arztbesuch wird unaufschiebbar, manchmal leider auch eine Amputation.

 Täglich einreiben

Zur Vermeidung übermäßiger Hornhautbildung und, um die Haut an Zehen und Füßen möglichst geschmeidig zu halten, hat sich das tägliche Einreiben mit Fußsalbe bestens bewährt. Ich habe mit einer Salbe auf der Basis von Beinwellwurzel-Fluidextrakt gute Erfahrungen gemacht. Andere Diabetiker halten viel vom altbewährten Melkfett. Beides kann man in der Apotheke bekommen. Ich habe mir bereits seit einigen Jahren angewöhnt, die Füße und Zehen etwa eine halbe Stunde vor dem Zubettgehen komplett einzureiben. So kann die Salbe gut einziehen und wird nicht gleich wieder von der Bettwäsche abgerieben.

Wenn
die **Haut**

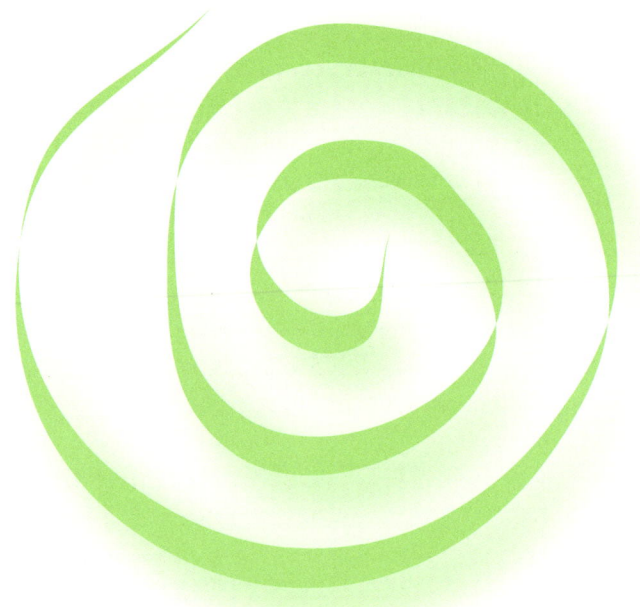

zum
Problem
wird ...

Bei einem gestörten Stoffwechsel infolge eines Diabetes ist der Wasserhaushalt und dadurch auch die Haut betroffen. Daneben spielen auch Nervenschädigungen sowie das Immunsystem als Ursachen bei Hautproblemen eine Rolle. Die Haut verlangt deshalb sehr genaue Beobachtung und Pflege. Ansonsten können schwerwiegende Probleme entstehen, wie zum Beispiel quälender Juckreiz, Ekzeme oder auch schmerzhafte Verletzungen, die ohne ärztliche Behandlung schwer in den Griff zu bekommen sind. Eine konsequente Hautpflege hat nicht nur pflegenden Wert, sondern beugt auch ernst zu nehmenden Hautschädigungen vor.

Gadoliniumhaltige Kontrastmittel können krank machen

Bereits 1997 tauchten erste Problemfälle mit Patienten auf, bei denen aus anfänglich unerklärbaren Gründen schmerzhafte Schwellungen und deutliche Verhärtungen der Haut an Unterschenkeln und Unterarmen auftraten. Sie waren durch herkömmliche Therapien nicht zu beeinflussen. Die Ursachen für diese selten auftretende Erkrankung konnte damals nicht ermittelt werden. Einen ersten Verdacht, dass diese mysteriösen Krankheitsfälle im Zusammenhang mit bestimmten Kontrastmitteln stehen könnten, schöpfte die dänische Zulassungsbehörde für Arzneimittel Anfang 2006. Es folgte wenige Monate später die US-Zulassungsbehörde FDA. In den USA hatte sich zu jenem Zeitpunkt eine Serie dieser seltenen Erkrankungen ereignet, die allesamt Patienten von Dialysestationen betrafen. Eine angeordnete Untersuchung brachte zutage, dass an einem Hospital in Missouri 28 der behandelten Dialysepatienten erkrankt waren. Bei ihrer Entdeckung wurde die Krankheit noch nephrogene fibrosierende Demopathie (NFD) genannt, weil man noch davon ausging, dass nur Haut und Unterhautgewebe befallen seien. Inzwischen fand man heraus, dass auch innere Organe betroffen sein können, was in Extremfällen zum Tod führen kann. Diesem neuen Wissensstand angepasst wird das Krankheitsbild inzwischen nephrogene systemische Fibrose (NSF) genannt.

Bei Nierenschäden kein Gadolinium

Mehrere Untersuchungen und Studien brachten an den Tag, dass Gadolinium für die Erkrankungen verantwortlich ist. Dieses paramagnetische Metall wird als Verstärker in Kontrastmitteln verwendet. Die 1998 eingeführten gadoliniumhaltigen Kontrastmittel werden auch heute noch millionenfach eingesetzt. Vor allem bei der Angiographie, einer speziellen Röntgenuntersuchung der Gefäße, und der immer häufiger eingesetzten Kernspintomographie sind fünf verschiedene dieser Produkte weltweit im Einsatz. Seit dem 23. Mai 2007 müssen sie aber in den USA besondere Warnhinweise auf den Verpackungen aufweisen. Für die NDA steht inzwischen fest, dass diese Kontrastmittel im kausalen Zusammenhang mit einer NSF-Erkrankung bei Patienten mit fortgeschrittener Niereninsuffizienz stehen. Inwieweit auch Patienten mit leichten Nierenproblemen durch Gadolinium in Kontrastmitteln Schädigungen erleiden können, wird derzeit intensiv erforscht. Zahlreiche Wissenschaftler raten deshalb der Ärzteschaft, generell auf diese Kontrastmittel zu verzichten, wenn ihre Patienten auch nur über kleinere Nierenprobleme klagen. Dies ist aber bei vielen Diabetikern der Fall, bei denen ein erhöhter Blutzuckerlevel permanent die Nieren schädigt. Deshalb sollten vorsichtshalber alle Diabetespatienten, denen eine der vorgenannten Untersuchungen bevorsteht, den jeweiligen Facharzt deutlich auf diese Problematik hinweisen. Es gibt auch weniger gefährliche Kontrastmittel, die dann zum Einsatz kommen können.

Steht bei Ihnen eine Untersuchung mit Kontrastmitteln, gleich welcher Art, bevor, sollten Sie zudem, sofern Sie mit dem Wirkstoff Metformin therapiert werden, diese Tabletten bereits 48 Stunden vor der Untersuchung absetzen. Sonst kann es zu verfälschten Werten kommen.

Hautprobleme besser ohne Chemie behandeln

Die meisten Diabetiker kennen das aus eigener Erfahrung. Die Haut wird empfindlicher, trocknet rasch aus und ihre Alterungsprozesse laufen schneller ab. Früher noch rosig, wird sie welk und schuppig. Falten bilden sich, und kleine Verletzungen wollen nicht abheilen. Immer häufiger stellt sich Juckreiz ein. Kratzt man sich dann unbewusst ein wenig zu oft, beginnen die betroffenen Stellen zu bluten. Das sind typische Hautveränderungen, die zwar auch bei gesunden Menschen mit zunehmendem Alter auftreten können, sich bei Diabetikern aber meist wesentlich früher bemerkbar machen. Bekannte Gründe für diese diabetesspezifischen Hautprobleme sind Dehydrierung, Absinken des Hautinnendrucks, Durchblutungsstörungen und Nervenschädigungen. Zuerst wird der wichtige Säureschutzmantel zerstört, der die Haut umgibt. Er bildet sich normalerweise selbst aus Talg und Schweiß immer wieder neu. Sinkt der Wasserhaushalt der Haut und werden die Drüsen durch Nervenstörungen und auftretende Hormonprobleme geschädigt, können sie diese Schutzschicht nicht mehr in vollem Umfang bilden. Dazu kommt dann noch das geschwächte Immunsystem der Diabetiker. In der Folge veränderter Stoffwechselprozesse werden die Funktionen der Leukozyten eingeschränkt. Das hat zur Folge, dass Infektionen schneller auftreten und länger anhalten können. Gleichzeitig verlängert sich die Wundheilungszeit.

Keine übertriebene Hygiene

Zwei weitere Faktoren, die von der Medizin gern verschwiegen werden, betreffen chemische Reaktionen, die auf der Haut zu großen Problemen führen können. Zum einen sind es die Abfallprodukte der verordneten Medikamente, die zum Teil über die Haut ausgeschieden werden. Es ist eine bekannte Tatsache, dass regelmäßige Einnahmen starker Medikamente im Lauf der

Zeit zu anhaltenden Hautstörungen führen. Gleiches gilt auch für Kombinationen aus vielen unterschiedlichen Arzneien.

Zum anderen ist eine übertriebene Hygiene mit den falschen Reinigungsmitteln ein immer größer werdendes Problem. Zwar erklärt uns die tägliche Werbung immer wieder, dass man am besten dreimal täglich mit der Lotion X baden oder dem Gel Y duschen soll. Das ist aber völliger Unsinn. Eine zu häufig betriebene Reinigung der Haut zerstört auf Dauer den wichtigen Säureschutzfilm. Hautprobleme sind über Jahre hinweg damit vorprogrammiert. Dies gilt für alle Menschen, doch wegen der zuvor bereits angesprochenen Probleme der Diabetiker laufen diese Zerstörungsvorgänge bei ihnen wesentlich schneller ab. Hinzu kommt noch das Problem der chemischen Zusätze in den modernen Shampoos und Waschmitteln. Es ist ein Zuviel an Chemie, wenn sich die Wirk- und Inhaltsstoffe von Medikamenten mit allen anderen chemischen Zusätzen verbinden, denen wir uns durch Nahrungsmittel und Hautpflegeprodukte aussetzen, das zu Allergien und Hautproblemen führen muss. Die rasch steigenden Zahlen dieser Problemfälle in unserer modernen Gesellschaft bestätigen dies jeden Tag neu. Die einzige Therapie dagegen kann nur heißen: Chemische Einflüsse auf den Körper so weit wie möglich zu reduzieren, vor allem bei Pflegeprodukten.

Das Kortisonproblem der Diabetiker

Es muss nicht immer etwas Chemisches sein, das die Haut krank macht. Auch körpereigene Substanzen können Schäden anrichten, wenn man sie in größeren Dosierungen und in anderen Bereichen des Körpers einsetzt, als es von Natur aus vorgesehen ist, oder wenn sie im Labor verändert und nachgebaut werden. Die Rede ist hier von Kortison, ein körpereigenes Hormon, das in der Nebennierenrinde gebildet wird. Seit rund vier Jahrzehnten ist die Pharmaindustrie in der Lage, dieses Hormon und andere mit gleicher Wirkweise chemisch herzustellen. Man nennt diese kortisonähnlichen Substanzen in ihrer Gesamtheit Kortikoide. Allgemein wird heute der Begriff Kortison für die gesamte Wirkstoffgruppe verwendet.

Das natürlich im Körper produzierte Kortison hat viele wichtige Funktionen bei der Regulation von Stoffwechsel- und Aufbauvorgängen der Körperzellen. Außerdem hat es Auswirkungen auf Wasser- und Mineralstoffhaushalt, Stoffwechselfunktionen, das Immunsystem und das zentrale Nervensystem sowie auf das Blut. Das künstlich hergestellte Kortison ist in der Medizin als Substanz mit der größten entzündungshemmenden und abschwellenden Wirkung bekannt. Deshalb werden diese Substanzen inzwischen bei zahlreichen Erkrankungen therapeutisch eingesetzt. Kortison-Präparate werden heute bei Asthma, Morbus Crohn, Rheuma, Allergien, Ekzemen, Psoriasis, Neurodermitis, Hautwolf, Immunerkrankungen, Schmerzzuständen und allen

Mögliche Nebenwirkungen des Kortisons

Die Liste der erkannten möglichen Gesundheitsprobleme liest sich wie ein komplettes medizinisches Lexikon. Sie reichen von Muskelschwäche und Osteoporose über eine Vielzahl von Hautproblemen, Augenschäden, Wassereinlagerungen, Immunschwäche, Wachstumsstörungen bei Kindern, Störungen der Sexualhormone bis hin zur Erhöhung der Blutzuckerwerte. Vor allem die starken Einflüsse auf das rasche Ansteigen des Blutzuckerspiegels machen Kortison zu einem für Diabetiker gefährlichen Mittel. Zwar wird immer wieder darauf hingewiesen, dass die meisten kortisonhaltigen Medikamente niedrig dosiert und deshalb relativ ungefährlich sind. Doch was ist schon relativ? Leidet ein Diabetiker gleichzeitig unter Asthma und Hautproblemen, können sich die zur Therapie eingesetzten Medikamente rasch in ihrer Kortisonwirkung addieren.

anderen Erkrankungen eingesetzt, die mit Entzündungen einhergehen. Seit Jahren steht Kortison aber wegen zahlreicher Nebenwirkungen in der Kritik. In verschiedenen Studien hat sich gezeigt, dass Nebenwirkungen vor allem dann auftreten, wenn Kortison in hohen Dosierungen und als Langzeittherapeutikum eingesetzt wird.

Durch das Facharztwesen in Deutschland kommt es leider viel zu oft zu Medikamentenverordnungen, die nicht komplett aufeinander abgestimmt sind. In diesen Fällen gilt der bereits mehrfach erwähnte Rat an alle Diabetiker: Kontrollieren Sie neue Medikamentenverordnungen genau. Ist Kortison als Wirkstoff enthalten, fragen Sie nach einem Präparat mit anderen Wirkstoffen. Das gilt nicht nur für die orale Einnahme, sondern auch bei äußerlicher Anwendung. Diabetiker sollten Kortison meiden, so gut es möglich ist.

Leichte Entzündungen alternativ behandeln

Kleinere Hautprobleme und leichte Entzündungen lassen sich sehr gut mit alternativen Mitteln und Verfahren behandeln. Es müssen nicht immer kortisonhaltige oder andere chemische Salben und Tinkturen sein. Für Diabetiker ist allerdings wichtig, solche oft nicht gleich beachteten Störungen möglichst rasch zu behandeln. Hat sich eine kleine Wunde oder eine Druckstelle erst einmal entzündet, kann sie über lange Zeit hinweg Probleme bereiten.

Hilfreiche Ölbäder

Medizinische Bäder auf der Basis natürlich gewonnener Öle, allgemein als Ölbäder bekannt, werden bereits seit Jahrhunderten bei Hautproblemen empfohlen. In der Antike und bis hin ins Mittelalter wurde oft Rosenöl verwendet. Heute ist das Wildrosenöl für äußere Anwendungen beliebt und bewährt. Vor allem bei Neurodermitis zeigen sich in jüngster Zeit positive Entwick-

Erste Hilfe: Teebaumöl

Als Erste-Hilfe-Maßnahme bei kleinen Verletzungen, Verbrennungen und leichten Druckstellen empfiehlt sich das bereits mehrfach angesprochene australische Teebaumöl. Es ist in aller Welt millionenfach erprobt und hat sich selbst bei der australischen Armee im Kampfeinsatz bewährt. Erwachsene Diabetiker können die verletzten Stellen direkt einreiben. Das Öl wirkt nicht nur auf der Hautoberfläche, sondern entwickelt seine infektionshemmenden Wirkungen auch im Unterhautgewebe. Bei Kindern sollte man es auf eine 50-prozentige Lösung verdünnen. In den meisten Fällen ist bereits eine zwei- oder dreimalige Anwendung innerhalb von zwei Tagen ausreichend.

lungen. Heute werden oft Erdnuss- und Sojaöl als Badezusätze verwendet und zur Therapieunterstützung bei atopischen Hautproblemen eingesetzt. Die Wirksamkeit konnte im Rahmen einer Studie mit jugendlichen Probanden belegt werden, die alle unter starken atopischen Hautproblemen litten. Nach wenigen Wochen konnten fast 60 Prozent der jungen Patienten auf andere Therapeutika verzichten. Selbst einige Krankenkassen haben den Sinn dieser natürlichen Therapieform erkannt und erstatten inzwischen die Kosten bei der Behandlung von Kindern.

Gesunde Inhaltsstoffe im grünen Tee

Ein anderes Naturprodukt wird ebenfalls seit fast zwei Jahrzehnten bei Hautproblemen als wirksam genannt. Es ist der grüne Tee, auch Grüntee genannt. Das ist Tee in seiner Urform, wie er bis zur Mitte des 19. Jahrhunderts ausschließlich getrunken wurde. Erst durch die britische Kolonialmacht wurde der indische Tee fermentiert. So entstand der heute in Europa am meisten getrunkene Schwarztee. Die Fermentierung war den Briten wichtig, weil der reine grüne Tee die langen Seetransporte nach England nicht überstand, ohne faul und muffig zu werden. Die Fermentierung zerstört aber viele der ursprünglichen Inhaltsstoffe, die in der asiatischen Medizin für zahlreiche Heilanwendungen genutzt werden.

In einer neuen Laborstudie, die im August 2007 veröffentlicht wurde, konnte nun die heilende Wirkung auf Psoriasis wissenschaftlich zumindest an Labortieren nachgewiesen werden. An der University of Georgia in den USA wurde den Labornagern mit Immundefekten der Haut ein Sud aus unfermentierten Teeblättern gegeben. Durch die in diesem grünen Tee enthaltenen Polyphenole wird die Eiweißbildung angeregt, und die für das Abheilen einer Schuppenflechte wichtige Hautzellproduktion normalisierte sich. Somit bestätigt sich die Aussage vieler asiatischer Naturärzte und ihrer europäischen Kollegen – grüner Tee heilt Hauterkrankungen.

 Polyphenole

Polyphenole gehören zu den sogenannten sekundären Pflanzenstoffen. Diese dienen Pflanzen als Farbstoffe (Flavonoide), zum Schutz vor Krankheiten und Schädlingen und regulieren das Wachstum. Mittlerweile weiß man, dass sie nicht nur für die Pflanzen, sondern auch für den Menschen wichtige Schutzfunktionen ausüben. Polyphenole, wie sie im Grüntee stecken, hemmen das Wachstum von Bakterien und Viren, schützen die Zellen vor aggressiven Molekülen, den freien Radikalen, vor Krebs, Herzinfarkt und Infektionen. Darüber hinaus beeinflussen sie die Blutgerinnung. In Kirschen, Heidelbeeren, Preiselbeeren, Zwetschgen, Spargel, Olivenblättern, Rotkohl, Rote Bete, Zwiebeln, Weintrauben und Rotwein schlummern diese gesundheitsförderlichen Stoffe ebenfalls.

Kangal-Therapie aus der Türkei

Eine altbewährte Therapieform aus der Türkei gewinnt europaweit zunehmend mehr Anhänger und zufriedene Patienten. Es ist die Kangal-Therapie. Der Name stammt von dem kleinen schwimmenden Doktor, der diese Therapie durchführt. Der Kangalfisch, lateinischer Name Garra Rufa, wird auch Doktorfisch genannt, weil er viele Hauterkrankungen heilen kann. Die Phama sagt, dass dieser besondere Fisch vor langer Zeit einen Bach im anatolischen Hochland nahe der Ortschaft Kangal besiedelte, weil er die Wärme liebte. Der Bach wird nämlich von einer Thermalquelle gespeist und ist das gesamte Jahr über gleichmäßig warm. Da aber die Hauptspeise der kleinen Fische aus Plankton besteht und im Thermalbach ein Mangel daran herrschte, mussten sie ihre Ernährung umstellen. Bei dieser Umstellung waren die Bewohner der anliegenden Dörfer behilflich. Sie nutzen den Bach bereits seit Jahrhunderten als allgemeines Bad. In den menschlichen Hautschuppen fanden die Kangalfische einen idealen und eiweißreichen Nahrungsersatz. So entstand für beide Parteien eine sinnvolle Symbiose, wie sie auch im Meer häufig anzutreffen ist. Die Fische knabbern an den Hautschuppen der Menschen. Dabei sondern sie ein Sekret ab, das einen Heilungsprozess bei Hautproblemen in Gang setzt.

Da eine Therapie in dem türkischen Ort Kangal heute dank cleverer Vermarktung eine recht teure Angelegenheit ist, werden die Doktorfische auch für die eigene Heimtherapie angeboten. Man kann sie in vielen Tierfachgeschäften und über das Internet beziehen, ebenso die für die Haltung notwendigen Gerätschaften. Genaue, allgemeingültige Anweisungen für Dauer und Art der Anwendung gibt es nicht, da jedes Hautproblem individuell zu therapieren ist. Jeder Patient muss deshalb im Hinblick auf seine persönlichen Probleme gesondert getestet und dementsprechend behandelt werden. Wer sich selbst therapieren will, sollte mit täglichen Sitzungen von 20 bis 30 Minuten beginnen. Danach gilt es, die behandelte Haut genau auf Veränderungen hin zu untersuchen.

Balneo-Phototherapie: Hilfe aus der Natur

Ein weiteres altbekanntes Naturheilverfahren hat seine Wurzeln in Arabien. Die Balneo-Phototherapie genannte Heilmethode wurde in ihrer antiken Form bereits bei zahlreichen Hautproblemen empfohlen. Zu jener Zeit musste man allerdings noch an das Tote Meer reisen. Das Baden in dem salzreichen Wasser und eine anschließende ausgiebige Sonnenbestrahlung ließen Hautprobleme bereits nach wenigen Sitzungen abheilen. Heute muss man nicht unbedingt nach Arabien reisen, um ähnliche Effekte zu erzielen. Inzwischen bieten viele Kliniken das Heilbad in speziellen Salzlösungen mit einer anschließenden Bestrahlung durch UV-Lampen an.

Die Homöopathie

Besonders erwähnt sei an dieser Stelle die Homöopathie. Sie ist eine eigenständige und ganzheitliche Therapieform mit klar definierten Gesetzen, die auf dem sogenannten »Ähnlichkeitsprinzip« beruht. Die Entdeckung, dass »Ähnliches durch Ähnliches geheilt wird« (lat.: similia similibus curantur), war einem Zufall zu verdanken. Der Entdecker Dr. Samuel Hahnemann übersetzte ein englisches Arzneimittelbuch ins Deutsche und stieß dabei zufällig auf die Chinarinde. Dieses war das erste Heilmittel, das damals erfolgreich gegen Malaria eingesetzt wurde. Als einzige Begründung für die Heilwirkung wurden die den Magen stärkenden Bitterstoffe angegeben. Hahnemann unternahm einen bis dahin einzigartigen Selbstversuch: Er nahm etwas pulverisierte Chinarinde einige Tage lang ein und stellte fest, dass er als gesunder Mensch die gleichen malariaähnlichen Symptome entwickelte wie ein Kranker. Weitere Versuche erbrachten gleiche Ergebnisse. So erkannte Hahnemann, dass nur derjenige Arzneistoff in der Lage ist, einen kranken Menschen zu heilen, dessen Arzneimittelbild dem Symptombild ähnelt, das der Kranke hervorbringt. Aus dieser Erkenntnis entwickelte er dann eigene Verfahren für fast alle Erkrankungen.

In der Praxis sieht eine gute homöopathische Behandlung wie folgt aus: Neben den Symptomen der Krankheit beachtet der Homöopath in einem intensiven Gespräch auch die Lebensgewohnheiten des Patienten; dessen Träume und Wünsche, Ängste, Nöte und Sorgen fließen ebenso in seine Therapie ein wie vorausgegangene Erkrankungen und ihre Verläufe. Das ist besonders für Diabetiker ein wichtiger Punkt – die ganzheitliche Sichtweise. Nach der Auswertung erfolgt ein völlig individueller Therapievorschlag. So kommt es dazu, dass mehrere Patienten mit den exakt gleichen Symptomen völlig unterschiedliche homöopathische Arzneimittel verschrieben bekommen. Die Homöopathie hat sich vor allem bei lange währenden und chronischen Erkrankungen bis heute einen guten Namen gemacht und wird als natürliche Unterstützung einer Diabetestherapie immer häufiger eingesetzt.

Die richtige Hautpflege ist für alle Diabetiker wichtig

Neben der reinen Säuberung versteht man unter Hautpflege auch die Erhaltung und Unterstützung der natürlichen Schutzmechanismen der Haut. Sie ist mit 1,5 bis 2 Quadratmetern Fläche das größte Organ des menschlichen Körpers und hat vielfältige Aufgaben. Die wichtigsten sind: Regulierung des Körperwärmehaushalts, Schutz vor physikalischen und chemischen Einwirkungen von außen, Vermittlung von Sinnesreizen wie Berührungen, Schmerz, Wärme oder Kälte, Abhalten von Krankheitserregern, Reservoirbildung für Nährstoffe, die wir über die Nahrung zu uns nehmen, Aussonderung von Abfallstoffen. Die störungsfreie Erledigung aller Aufgaben bedingt einen speziellen Aufbau.

Unsere Haut besteht aus:

- **Oberhaut (Epidermis):** Ihre verhornten Zellen bilden die äußere Schutzschicht für unseren Körper.

- **Lederhaut (Corium):** Sie ist für die Festigkeit und Elastizität zuständig.
- **Unterhaut (Subcutis):** Das dort gelagerte Fettgewebe schützt unseren Körper bei zu hohen Temperaturschwankungen.

Unsere Haut ist aufgrund ihrer zahlreichen Aufgaben sehr aktiv. Treten Stoffwechsel- oder Hormonstörungen auf, wie sie Diabeteserkrankungen leider mit sich bringen, kann die Haut nicht mehr störungsfrei arbeiten. Bei erhöhten Blutzuckerwerten treten zudem Schäden an den kleinen Blutgefäßen und den Nervenfasern auf. Die Versorgung wird gestört, und es kann zu lokalen Mangelschäden kommen. Deshalb ist die regelmäßige Hautpflege unbedingt erforderlich. Diese darf sich aber nicht nur auf die Oberhaut erstrecken, sondern muss wesentlich tiefer gehen. Dies ist nur mit Seife oder Shampoo allein nicht zu schaffen. Eine der Hautreinigung folgende Pflege mit ausgewählten natürlichen kosmetischen Produkten sollte unbedingt dazu gehören. Massagen mit Aromaölen zeigen oft gute Ergebnisse, weil viele dieser Öle auch in die Haut eindringen und in den tieferen Schichten wirken können. Hilfreich kann auch die orale Einnahme von Nachtkerzenöl sein. Es ist besonders reich an Linolsäure und Gamma-Linolensäure (GLS). Beide Stoffe wirken positiv auf die Haut. Vor allem die GLS ist zu erwähnen. Zum einen normalisiert sie den Prostaglandin-Haushalt im Körper und ist Ausgangsstoff für die Prostaglandin-Synthese, zum anderen hält sie die Zellen geschmeidig und verhindert, dass die Haut austrocknet; außerdem wird die hauteigene Abwehrkraft durch GLS gestärkt.

Problem Austrocknung

Das häufigste Hautproblem bei Diabetikern ist die Austrocknung. Dieser sollte bei der Hautpflege auch dann bereits entgegengewirkt werden, wenn sie noch in der Anfangsphase ist. Für alle Diabetiker gilt der Grundsatz, dass eine kurze Dusche wesentlich hautfreundlicher ist als ein ausgiebiges Wannenbad. Zur Körperreinigung eignen sich sanfte Cremeseifen und Baby-lotionen besonders gut. Beim gründlichen Abtrocknen nach der Dusche sollten Sie nicht sehr intensiv rubbeln, sondern lieber leicht abtupfen. So vermeiden Sie unnötige Reibestellen und kleine Hautschädigungen. Ist die Haut abgetrocknet, sollte sie mit einer Wasser-in-Öl-Emulsion eingerieben werden. Solche Emulsionen gibt es speziell für Diabetiker in jeder Apotheke. Ist die Haut bereits sehr trocken, sollte sie mit einem pflegenden Öl oder einer speziellen Creme behandelt werden. Als besonderes Pflegemittel hat sich in der Praxis das bereits erwähnte Wild-rosenöl gezeigt. Bei den zahlreichen Cremes und Salben, die überall angeboten werden, hat sich in jüngster Zeit eine Creme mit dem Wirkstoff Hyperforin als besonders hautschonend er-wiesen. Dieser Wirkstoff wird aus dem Johanniskraut gewonnen und wurde vor kurzem an Dermatitispatienten getestet. Die Er-gebnisse waren durchaus positiv. Salben mit Hyperforin gibt es inzwischen in den Apotheken.

 Natürliche Inhaltsstoffe

Bei einer Vielzahl der im normalen Handel angebotenen Cremes und Salben ist jedoch besondere Vorsicht geboten. Sie enthal-ten teilweise giftige Stoffe, die auf der Liste vermeidbarer Risi-kofaktoren ganz oben stehen. Dies gilt auch für einen Großteil der Kosmetika. Achten Sie deshalb besonders darauf, nur Sal-ben und Kosmetika zu verwenden, die auf der Basis natürlicher Inhaltsstoffe hergestellt sind. In jeder guten Apotheke oder Drogerie wird man Sie beraten und über mögliche Risiken auf-klären.

Diabetes –

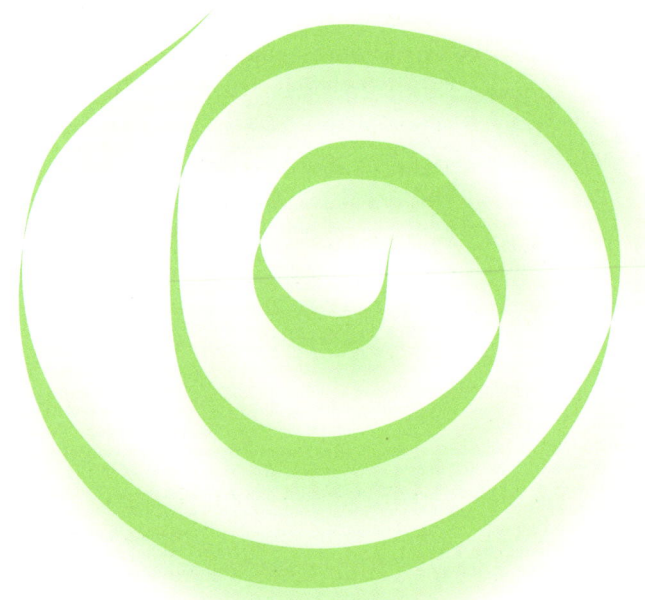

wirklich nicht
heilbar?

Die Schulmedizin stuft Diabetes als chronische, nicht heilbare Krankheit ein. Alternative Mediziner sehen das anders. Die Thematik führt seit Jahrzehnten zu Diskussionen, die einem Glaubenskrieg gleichkommen und mit immer stärker verhärteten Fronten geführt werden. Viele Streitgespräche wären unnötig, wenn man sich zumindest einmal auf bestimmte Begriffsbestimmungen einigen würde. Da wäre erst einmal das wichtigste Therapieziel, die Heilung. Die Medizin sieht darin das völlige Verschwinden aller für die Erkrankung typischer Symptome und Begleiterscheinungen. Für die meisten Patienten bedeutet Heilung einer Krankheit aber auch ein beschwerdefreies Leben ohne Ärzte und Medizin, selbst wenn sie dafür einige Veränderungen und Einschränkungen hinnehmen müssen. Für sie ist wichtig, dass sie ein möglichst unbeschwertes Leben ohne schwere Symptome führen können. So sehen das auch die meisten ganzheitlich orientierten Therapeuten.

Prävention durch sinnvolle Lebensumstellung

Diabetes mellitus ist eine typische Krankheitsform, bei der eine Lebens- und eine Ernährungsumstellung in Verbindung mit einigen natürlichen unterstützenden Zusätzen bereits viel bewirken können. Eine Vielzahl der Typ-2-Diabetiker könnte völlig auf Medikamente verzichten, wenn sie sich an diese Vorgaben alternativer Therapien halten würde. Da sie dann keine Medikamente und anderen chemischen Therapiemaßnahmen mehr benötigen, wären sie im alternativen Sinn zunächst einmal geheilt. Es können zwar nach einigen Jahren neue Störungen auftreten, die zu geänderten Maßnahmen führen. Das ist wie mit einer Grippe. Sie gilt zwar als geheilt, wenn sie völlig auskuriert ist, kann sich aber im nächsten Winter bei erneuter Infektion wieder zeigen. Dann kann eine völlig andere Therapie hilfreich sein, weil andere Viren tätig sind.

Einige chinesische und indische Wissenschaftler sind davon überzeugt, dass ein Diabetesrisiko in allen Menschen steckt. Lebt man alle Risikofaktoren aus, erkrankt man im Verlauf seines Lebens irgendwann mit Sicherheit. Wirkt man diesen Risiken entgegen und vermeidet sie zum Großteil, bleibt im Normalfall die »Altersdiabetes« aus, weil sie sich erst gar nicht entwickeln kann. Es spricht einiges für diese These. Statistische Untersuchungen in China zeigen deutlich, dass die Diabeteserkrankungen in dem Riesenreich seit einigen Jahren vor allem in Großstädten stark auf dem Vormarsch sind. Die »westlich orientierte« Ernährung und steigender Dauerstress werden für diese Entwicklung verantwortlich gemacht. Die chinesischen Wissenschaftler untersuchen derzeit, wie man dieser negativen Entwicklung flächendeckend begegnen kann. Ähnliche Erkenntnisse wurden auch in Nordamerika und Europa gewonnen. Darum ist die Prävention durch sinnvolle Lebensumstellungsmaßnahmen der erste Weg zur möglichen Diabetesheilung.

Erste wegweisende Untersuchungen

Einen ersten echten Therapieansatz auf dem Weg zur Heilung entdeckte die medizinische Forschung in jüngster Zeit. Am 3. November 2006 veröffentlichte die Presseabteilung der Rheinisch-Westfälischen Technischen Universität (RWTH) in Aachen die Ergebnisse einer beachtenswerten Studie. Ein Forscherteam des integrierten Instituts für Biochemie unter der Leitung von Prof. Dr. Aphrodite Kapurniotu stellte fest, dass zwei bestimmte Moleküle sowohl an Typ-2-Diabetes als auch an der Alzheimer-Krankheit massiv beteiligt sind. Bei beiden Erkrankungen ballen sich im Krankheitsverlauf diese Moleküle zusammen. Bei Diabetes in der Bauchspeicheldrüse, bei Alzheimer findet dieser Vorgang im Gehirn statt. In beiden Fällen entstehen so Konglomerate, die auf die benachbarten Zellen toxisch wirken. Sie werden IAPP und beta-Amyloid-Peptid genannt. Nach Prof. Kapurniotu sind sie »zu 25 Prozent gleich und zu 50 Prozent ähnlich«.

Im weiteren Forschungsverlauf gelang es den Aachener Wissenschaftlern, ein IAPP-Mimetikum herzustellen. So wird eine synthetische Nachbildung genannt. Dieses Mimetikum zeigte in den Laborversuchen dann ein Zusammenwirken mit den körpereigenen Molekülen. So zeigten sich erste Ergebnisse bei der Blockierung weiterer Konglomeratbildung. Weil es auch gut in Wasser löslich ist, eignet es sich hervorragend für eine medikamentöse Anwendung. Das alles sind erste Ergebnisse der Grundlagenforschung, die aber einen realen Weg aufweisen, wie Diabetes und Alzheimer medizinisch heilbar sein könnten. Bis dementsprechende Arzneien auf den Markt kommen, werden aber noch zehn Jahre oder mehr vergehen. Bis dahin bieten vorerst nur alternative Methoden eine Heilungsaussicht.

Alternative Heilmethoden versprechen Erfolg

Fragt man verschiedene Therapeuten der unterschiedlichen alternativen Medizinformen nach dem richtigen Heilverfahren bei Diabetes mellitus, erhält man ebenso viele Therapievorschläge. Jeder Alternativmediziner ist natürlich von seiner Methode überzeugt und kann auch gleich mit konkreten Beispielen aus seiner Praxis aufwarten. Die eigene Erfahrung hat aber gezeigt, dass es keine einzige, für alle Betroffenen gleichermaßen wirksame Methode gibt. Ich habe im Verlauf der vergangenen Jahre einige dieser Verfahren ausprobiert und damit völlig unterschiedliche Ergebnisse erzielt. Geheilt im zuvor besprochenen Sinn bin ich zwar nicht, kann inzwischen aber auf die meisten Medikamente und einen Großteil meiner täglichen Insulingaben verzichten. Nach den Jahren starker Medikamententherapien und großen Insulinmengen ist das ein großer Fortschritt für mich.

Nahrungsergänzung wirkt unterstützend

Hierbei hilft mir eine speziell auf mich und meine Bedürfnisse abgestellte Nahrungsergänzung. Sie setzt sich aus zwei chinesischen Heilpilzen und dem mexikanischen Feigenkaktus Nopal zusammen. Sie wurde mir von einer Heilpraktikerin zusammengestellt, die auf Mykotherapie spezialisiert ist. Bei den Heilpilzen handelt es sich um den Coprinus comatus, bei uns auch als Schopftintling bekannt. In der chinesischen Medizin wird er als blutzuckersenkend beschrieben. Außerdem soll er die insulinproduzierenden B-Zellen der Bauchspeicheldrüse schützen. Bei dem anderen Pilz handelt es sich um den Maitake, auch als Klapperschwamm bekannt. Er soll besonders bei Typ-2-Diabetes die Sensitivität der Insulinrezeptoren erhöhen. Somit wird die Fähigkeit des Körpers verbessert, Glukose zu erkennen. Außerdem kann dieser Pilz sowohl Fettstoffwechsel als auch Bluthochdruck positiv beeinflussen. Wie wichtig dies für das Auftreten und den positiven Verlauf der Erkrankung ist, wurde bereits angesprochen. Der Zusatz des Nopal-Präparats hat einen zusätzlichen blutzuckersenkenden Effekt. Dabei kommt mir zugute, dass die senkende Wirkung sehr rasch einsetzt und so Spitzen entgegenwirken kann. Außerdem ist Nopal reich an den Vitaminen A und C. Das kommt meinem Vitaminhaushalt sehr entgegen.

Sie müssen daran glauben!

Die gesamte Mischung hat den für mich positiven Effekt, dass die B-Zellen langsam ihre Funktion wiedererlangen. Gleichzeitig verbessert der Stoffwechsel sich erkennbar und die Insulinempfindlichkeit der Zielzellen erhöht sich. Das Risiko von Gefäßschädigungen und anderen Spätfolgen wird deutlich gesenkt oder zumindest hinausgezögert. Ich fühle mich mit dieser Ergänzung zu meinen anderen Maßnahmen immer wohler und hege die begründete Hoffnung, in einiger Zeit völlig auf blutzuckersenkende Medikamente und Insulin verzichten zu können. Es ist aber wie bei fast allen natürlichen Heilmitteln. Sie wirken bei regelmäßiger Einnahme erst über einen gewissen Zeitraum hinweg, können aber anfänglich eine gute Unterstützung chemischer Medikamente sein.

Alternative Möglichkeiten

Es sind aber nicht nur Heilpilze oder Kaktus-Extrakte, die hilfreich sein können. Die Berichte zahlreicher anderer Diabetiker weisen auf eine Vielzahl alternativer Möglichkeiten hin. So werden neben der Pflanzenheilkunde auch Bioresonanztherapie, Homöopathie, Biofeedback, Yoga und verschiedene energetische Verfahren genannt. In der Praxis zeigt sich, dass viele Heilpraktiker inzwischen eigene Methoden entwickelt haben, die sich aus Elementen verschiedener alternativer Richtungen zusammensetzen. Bei der Auswahl geeigneter alternativer Möglichkeiten zur Behandlung von Diabetes mellitus sind deshalb drei Punkte besonders wichtig:

- der richtige Therapeut mit ausreichend Fachwissen und viel Erfahrung bei der Anwendung seiner Verfahren
- das individuell abgestimmte Verfahren unter Einbeziehung der bereits begonnenen Therapie
- der eigene Glaube an Therapeut und Erfolg der Therapie

Wie und wo können Sie sich informieren?

Wie aber finden Sie den richtigen Therapeuten? Diese Frage ist ebenso schwierig zu beantworten wie die nach dem richtigen Arzt. Es gehört ein wenig Glück dazu. Manchmal ist es nicht gleich der erste Heilpraktiker im Telefonbuch oder die Heilerin mit der tollsten Internetseite. Es kann hilfreich sein, wenn Sie sich zuerst selbst ein wenig über alternative Möglichkeiten informieren. Hierbei hilft das Internet mit seiner Vielfalt an Informationen. Wer über keinen eigenen Internetanschluss verfügt, kann sich auch bei den verschiedenen Heilpraktikerverbänden direkt informieren oder einen Bekannten um die Internetinformation bitten. Zwei seriöse Anlaufstellen für die Suche nach einem Heilpraktiker finden Sie unter www.deam.de und www.deab.org.

In diesen Gesundheitsportalen sind nicht nur jeweils mehr als 5000 deutsche Heilpraktiker mit Anschrift und Telefonnummer nach Postleitzahlen aufgelistet. Die Einträge werden täglich aktualisiert. Sie finden auch noch kurze Informationen über mehr als 200 Heilverfahren. Außerdem sind bei den Verfahren bereits Heilpraktiker aufgeführt, die sich auf die jeweilige Methode spezialisiert haben. Das vereinfacht die Suche nach bestimmten Fachtherapeuten.

Mit Diabetes leben heißt Eigeninitiative entwickeln

Irgendwann in ferner Zukunft wird ein fähiger Kopf oder ein geniales Forschungsteam die tatsächlichen Gründe für die Entstehung von Diabetes entdecken. Mit Sicherheit wird dann relativ rasch eine sinnvolle Therapie entwickelt werden, um die Krankheit zu heilen – wenn daran genug zu verdienen ist. Doch bis dahin sind wir Diabetiker darauf angewiesen, unsere schwere chronische Erkrankung mit allen uns zur Verfügung stehenden Mitteln im Rahmen des Erträglichen zu halten und vor allem zu überleben. Hierbei stellt sich nicht die Frage nach Schulmedizin oder alternativen Therapieformen. Gefragt ist eine für den jeweiligen Patienten möglichst sinnvoll kombinierte ganzheitliche Therapie, für die es keine Standardanweisungen geben kann.

Die tägliche Selbstkontrolle

Die persönliche Einstellung zur eigenen Erkrankung verändert sich bei den meisten Diabetikern im Verlauf der Krankheitsjahre. Sie verläuft in unterschiedlichen Wellen. Das habe ich nicht nur selbst erlebt, sondern in zahlreichen Gesprächen mit anderen Betroffenen bestätigt bekommen. Erhält man vom Hausarzt die Diagnose Diabetes-mellitus-Typ-2, setzt man sich sofort mit allen möglichen Informationsquellen auseinander. Man nimmt die Diagnose sehr wichtig. Sie nimmt anfänglich einen großen Teil des eigenen Denkens in Anspruch. Ist man dann vorerst richtig eingestellt, nimmt regelmäßig seine Medikamente, misst den Blutzucker und spritzt Insulin, wird alles zur Alltagroutine. Man erledigt diese Dinge wie das tägliche Zähneputzen oder das Trinken des Morgenkaffees. Über einige Jahre hinweg verdrängt man einfach das Gefühl, ernsthaft krank zu sein. Man ist ja nicht wirklich behindert, und schmerzhafte Symptome stellen sich nicht ein. Das normale Leben geht weiter, mit ganz kleinen Einschränkungen im Ernährungsbereich.

Diese psychische Ruhephase wird unterbrochen, wenn sich erste unangenehme Symptome zeigen. Wenn sich Probleme im Magen-Darm-Trakt einstellen oder die Zehen taub werden. In dieser Phase erkennen die meisten Diabetiker erst, wie krank sie wirklich sind. Eine neue Suche nach Informationen beginnt und hält nun auch an. Da sich nur selten Verbesserungen der neuropatischen Störungen zeigen, sinkt das Vertrauen in die behandelnde Ärzteschaft. Die Suche nach weiteren, alternativen Lösungen beginnt. Einige Diabetiker werden kritischer im Umgang mit rein schulmedizinischen Maßnahmen und brechen aus der reinen Pharmatherapie aus. Andere Patienten ergeben sich in ihr Schicksal und schränken ihren Lebensstil noch weiter ein. An diesem Punkt der persönlichen Einstellung zum eigenen Diabetes scheiden sich die Geister.

Einige Tipps und Hilfen aus der Praxis

Ein wichtiger Faktor zur Langzeitkontrolle der Blutzuckerwerte ist das sogenannte Blutzuckergedächtnis HbA1c. Hinter diesem Kürzel verbirgt sich ein Wert, der durch eine Laboruntersuchung des Bluts ermittelt wird. Im Zentrum dieser speziellen Untersuchung steht der rote Blutfarbstoff Hämoglobin, abgekürzt Hb. Er ist für den Transport von Eiweiß im Blut verantwortlich. Hämoglobin setzt sich aus verschiedenen Bestandteilen zusammen, die als HbA1, HbA2 und HbF in Gruppen eingeteilt werden. Mit etwa 98 Prozent bildet das HbA1 den größten Anteil. HbA1 entsteht, wenn sich Zuckermoleküle mit dem Hämoglobin verbinden. Dabei entstehen verschiedene Formen, die mit zusätzlichen kleinen Buchstaben nach der Zahl bezeichnet werden. Einige dieser Verbindungen sind aber nicht besonders stabil und verflüchtigen sich rasch. Eine der längerfristig nachweisbaren Formen ist das HbA1c. Dies läuft parallel mit nicht verwerteter Glukose im Körper und bedeutet: Je höher der Blutzuckerspiegel, desto höher auch der prozentuale Anteil von HbA1c am Gesamthämoglobin. Dies gilt für jeden Menschen und nicht nur für Diabetiker.

Gut zur Kontrolle: das Blutzuckergedächtnis

Weil die gesamten Vorgänge um die HbA1-Bildung im Blut recht langsam ablaufen, eignen sie sich besonders gut zur Statusfeststellung und Therapiekontrolle bei Diabetikern. Auf der Basis der im Labor ermittelten Werte kann ein Therapeut die glukosebedingte Stoffwechsellage der vergangenen sechs Wochen erfassen und beurteilen. Als Maß gilt der prozentuale Anteil des Hämoglobins, der mit Glukose eine Verbindung eingegangen ist. Die Zahlenwerte werden in Prozent angegeben. Hierfür haben sich folgende Richtwerte durchgesetzt:

- unter acht Prozent = Nicht-Diabetiker und sehr gut eingestellte Diabetiker
- acht bis zehn Prozent = mäßig eingestellte Diabetiker
- über zehn Prozent = schlecht eingestellte Diabetiker

Sollten Sie andere Werte auf dem Ausdruck ihrer persönlichen HbA1c-Ermittlung sehen, müssen Sie beim behandelnden Arzt unbedingt genauer nachfragen. Es gibt leider immer noch unterschiedliche Bestimmungsmethoden in verschiedenen Labors. Aspekte, die zu verfälschten Werten führen können, werden häufig nicht richtig eingeordnet oder bleiben unerkannt. Beispiele für solche Zustände können sein:

- Für falsche, zu niedrige Werte: Blutverlust nach einem Unfall oder nach Operationen; eine Hämolyse, so wird der Zerfall der roten Blutkörperchen genannt. Der Grund hierfür kann zum Beispiel eine Vergiftung sein.
- Für falsche, zu hohe Werte: Leberzirrhose; Niereninsuffizienz; eine Anämie, vor allem, wenn sie durch Eisenmangel bedingt ist; auch eine krankhafte Vermehrung roter Blutkörperchen kann die Werte verändern. Hierfür können verschiedene Ursachen verantwortlich sein.

Selbstkontrolle mit Tagebuch

Die beste Selbstkontrolle der Zuckerwerte ist nur dann möglich, wenn mindestens einmal im Vierteljahr auch der HbA1c-Wert kontrolliert wird. In Kombination mit den jeweiligen Tageswerten kann jeder Patient selbst erkennen, ob und wie sich sein Zustand verändert. Tragen Sie deshalb in Ihrem Diabetiker-Tagebuch auch regelmäßig die genauen Ergebnisse der Hämoglobinwerte ein. Doch Vorsicht beim Lesen der entsprechenden Laborergebnisse. Neben dem HbA1c-Wert werden auch andere Werte angegeben. Hier kann es leicht zu Verwechslungen mit dem HbA1-Wert kommen, der im Schnitt um rund 20 Prozent höher ist. So eine Verwechslung führt dann leicht zu völlig falschen Reaktionen beim betroffenen Patienten.

Vorgegebene Diätpläne

Sechs Mahlzeiten täglich, wie sie noch viele Diabetiker mit festen Diätplänen zu sich nehmen, sind heute längst keine Pflicht mehr. Solche Anweisungen sind ebenso überholt wie die dazugehörigen Diätpläne. Für Diabetiker gilt auch im Ernährungsbereich die völlige Individualität. Wenn Sie sich mit Insulin behandeln, sollten Sie den Zeitpunkt und die Menge der kohlenhydratreichen Mahlzeiten aber dennoch auf die Insulingabe abstimmen. So vermeiden Sie unnötige Blutzuckerspitzen oder Unterzuckerungen. Dies erreichen Sie am besten, wenn Sie mit Hilfe von selbst angefertigten Messtabellen erfassen, wann welche Insulinmenge bei Ihnen am besten wirkt. Wenn Sie spät abends lange wirkendes Insulin spritzen und Probleme mit der Unterzuckerung haben, sollten Sie vor dem Zubettgehen noch einen kleinen kohlenhydratreichen Snack zu sich nehmen. Ein handelsüblicher Getreideriegel oder ein Stück Schokolade kann nicht nur gut munden, sondern dabei auch hilfreich sein.

Vorsicht im Urlaub

Der Urlaub ist für viele Menschen die schönste Jahreszeit. Damit das auch für Diabetiker so sein kann, sollten Sie unbedingt einige Dinge beachten, damit sich keine unerwünschten und unnötigen Gesundheitsprobleme einstellen. Bereits der Weg zum Urlaubsort sollte richtig geplant werden. Reisen Sie mit dem eigenen Auto an, gibt es bei kurzen Reisewegen eigentlich keine Probleme. Steht Ihnen aber eine stundenlange Fahrt in der Sommerhitze bevor, sollten insulinabhängige Diabetiker darauf achten, nicht zu unterzuckern. Fahrtstress und permanente Konzentration können den Blutzucker rascher senken, als Sie es gewohnt sind. Das Insulin sollte aber nicht einfach im Handschuhfach liegen, sondern möglichst in einer Kühlbox transportiert werden. Hitze kann es gebrauchsunfähig machen. Gefrieren darf es aber auch nicht. Eine Temperatur wie im Kühlschrank ist genau richtig. Für die Blutzuckerkontrolle und das eventuelle Insulinspritzen sollten Sie deshalb jede Stunde eine kurze Pause einplanen. Manchmal erledigt dies ja auch einer der üblichen Ferienstaus auf der Autobahn für Sie. Vor Fahrtantritt sollten Sie nicht weniger essen oder mehr Insulin spritzen. Solche Ratschläge sind veraltet. Beim geringsten Verdacht auf Unterzuckerung sofort den nächsten Parkplatz ansteuern und Traubenzucker oder andere Nahrungsmittel mit rasch einflutenden Kohlenhydraten essen.

Wenn Sie den immer beliebteren Ferienflieger als Reisemittel gewählt haben, dürfen Sie heutzutage auf keinen Fall Ihren Diabetiker-Ausweis vergessen. Am besten ist auch noch eine Bescheinigung Ihres behandelnden Arztes oder des Gesundheitsamtes in englischer Sprache. Weil das Insulin ins Handgepäck gehört, damit es nicht verloren geht, kann dies im Rahmen der weltweiten Antiterror-Maßnahmen im Ausland leicht zu Komplikationen führen. Der häufig verbreitete Hinweis, dass man bei längeren Flügen auf Diabetikerkost achten und diese im Vorfeld des Fluges bestellen soll, ist unsinnig.

Eine Besonderheit gilt für Typ-1-Diabetiker. In einigen US-Studien wird darauf hingewiesen, dass bei Langstreckenflügen bei dieser Patientengruppe oft besonders niedrige Blutzuckerwerte gemessen werden. Darauf sollten Sie als Typ-1-Diabetiker achten und den Blutzuckerspiegel häufiger als sonst kontrollieren.

Egal mit welchem Verkehrsmittel Sie in den Urlaub reisen, Sie sollten stets genügend Medikamente und Insulin mitnehmen. Vor allem in exotischen Ländern sind nicht alle Medikamente einfach zu beschaffen. Gleiches gilt auch für die Insulinform, an die sie gewöhnt sind. Bedenken Sie dabei, dass etwas verloren gehen oder unbrauchbar werden könnte. Eine kaputte Insulinspritze ist nicht immer gleich ersetzbar.

Bei Fernreisen haben einige Diabetiker Probleme mit der Zeitumstellung, vor allem wenn Sie eine Insulintherapie mit festen Spritzzeiten durchführen. In der Praxis haben sich eine häufigere Kontrolle und zusätzliche Zwischengaben nach Bedarf als sinnvolle Lösung des Zeitumstellungsproblems erwiesen. Diabetiker sollten im Urlaub generell ihre Blutzuckerwerte häufiger kontrollieren. Im Urlaub ist vieles anders als im Alltagstrott daheim. Von Diabetikern besonders häufig gestellte Fragen betreffen die fremde Küche in exotischen Ländern. Dazu habe ich im Internet den »tollen« Tipp gelesen, man sollte die entsprechende Kost doch im Vorfeld einer Reise in Deutschland schon einmal auf die Verträglichkeit hin testen. Der Verfasser oder die Verfasserin dieses Tipps ist entweder selbst kein Diabetiker oder war noch nie in einem tropischen Land. Die dort verwendeten Grundnahrungsmittel und Gewürze sind oft völlig anders als die bei uns bekannten Produkte. Hinzu kommen noch andere Umwelteinflüsse, das permanent heiße und feuchte Klima und die schlechten hygienischen Standards. Ein Bamigoreng in Bangkok hat nur den gleichen Namen wie beim Nobelchinesen in Hamburg oder München. Deshalb sollten Sie in exotischen Ländern die Landesküche mit besonderer Sorgfalt genießen. Eis, ungeschältes Obst und Salat sollten Sie dort nur in Ihrem Hotel mit möglichst vielen Sternen essen. Obstsäfte und süße Mischgetränke sind ebenfalls nur mit größter Vorsicht zu genießen.

 Hitze und Blutzuckerwerte

Heiße Temperaturen über mehrere Tage hinweg können die Blutzuckerwerte ansteigen lassen. Entsprechende Untersuchungen haben ergeben, dass die gemessenen Werte um bis zu zehn Prozent über denen an kühleren Tagen liegen können. Dies sollten Sie bei allen Messungen im Urlaub mit in Ihr Diabetesmanagement einbeziehen. Wenn Sie diesen Tipp beherzigen, werden Sie ebenso unbeschwerte Urlaubstage erleben wie meine Familie und ich seit Jahren.

Ein abschließender Satz sei mir noch erlaubt: Nehmen Sie Ihre Krankheit ernst, doch lassen Sie nicht zu, dass sie Ihr gesamtes Leben beherrscht – es kann auch mit Diabetes schön und erfüllt sein.

Glossar

Acarbose: Fachliche Bezeichnung für einen Arzneiwirkstoff zur Behandlung von Diabetes mellitus.

Biguanide: Medikamente, die nicht nur die Zuckeraufnahme hemmen, sondern auch den Blutzucker senken, weil sie die Glukoseaufnahme in die Muskelzellen fördern.

Blutzucker-Messeinheiten: Von vielen Diabetikern verwendeter Begriff für mg/dl. Das ist die medizinische Messeinheit für den Blutzucker.

Diarrhoe: Durchfall.

DMP: Abkürzung für Disease-Management-Programm. Das sind systematische Behandlungsprogramme für chronisch kranke Menschen, die auf die Erkenntnisse der evidenzbasierten Medizin gestützt sind. Diese Programme sind in Deutschland erst seit 2002 bekannt.

Dyslipidämie: Fachbegriff für erhöhte Blutfettwerte.

Evidenzbasierte Medizin: Begriff für eine durch Beweise gestützte Heilkunde.

Gastrointestinal: Fachbegriff für Magen und Darm betreffend.

Gastrointestinaltrakt: Fachbegriff für Magen-Darm-Trakt.

Gastroparese: Fachbegriff für Magenentleerungsstörung.

Ghrelin: Hier: Hormon, das in der Magenschleimhaut produziert und als neuer Wirkstoff bei ➤ Gastroparese getestet wird.

Glibenclamid: Name eines oralen Antidiabetikums, das eine erhöhte Insulinfreisetzung aus den Betazellen der Bauchspeicheldrüse bewirkt; bekanntes Präparat, das auf der Basis von Sulfonylharnstoffen wirkt.

Glimepirid: Bezeichnung für ein Sulfonylharnstoffderivat, wird zur Behandlung des nicht-insulinabhängigen Typ-2-Diabetes empfohlen; bekanntes Präparat, das auf der Basis von Sulfonylharnstoffen wirkt.

Glitazone: Andere Bezeichnung für Insulinsensitizer.

Hämolyse: Zerfall der roten Blutkörperchen.

Hyperlipidämie: Erkrankung des Fettstoffwechsels.

Hypertonie: Überzuckerung.

Hypotonie: Unterzuckerung.

Insulin: Dies ist ein lebenswichtiges Peptid-Hormon, das in den Betazellen der Bauchspeicheldrüse gebildet wird. Der Begriff wird allgemein auch für die synthetische Form verwendet, die bei Diabetikern zur Therapie der Blutzuckerregelung eingesetzt wird.

Insulinanaloga: Bezeichnung für Insulin mit modifizierter Aminosäuresequenz, die eine gegenüber dem Humaninsulin veränderte Aufnahmefähigkeit und Verteilung besitzt.

Insulinresistenz: Dies ist der Fachbegriff für ein vermindertes Ansprechen der Körperzellen auf das Hormon Insulin.

Insulinsensitizer: Neue Medikamente, die hauptsächlich auf Muskel-, Leber- und Fettgewebszellen einwirken und somit die sogenannte Insulinresistenz beeinflussen. Teilweise in Deutschland noch nicht zugelassen.

Interleukine: Zu den ➤ Zytokinen zählende körpereigene Botenstoffe der Zellen des Immunsystems. Sie sind Träger der Kommunikation zwischen den an der Immunreaktion beteiligten Zellen.

KHK: Abkürzung für Koronare Herzkrankheit.

Komorbidität: Medizinischer Fachbegriff für eine zusätzlich zu einer Grunderkrankung vorliegende diagnostisch abgrenzbare Krankheit oder Störung.

Lipodsytrophie-Syndrom: Medizinischer Fachbegriff für eine ungewollte Fettumlagerung im Körper.

Makroalbuminurie: Hier: Größere Mengen des Eiweißes Albumin im Urin.

Metformin: Einer der am häufigsten verwendeten Arzneistoffe zur Blutzuckersenkung.

Mikroalbuminurie: Hier: Geringe Mengen des Eiweißes Albumin im Urin.

Motilität: Fachbegriff für die Bewegungsmöglichkeit von Organen.

Nephropathie: Hier: Nierenerkrankung als Folge von Diabetes.

Obstipation: Akute oder chronische Verstopfung.

Pankreas: Bauchspeicheldrüse.

Polyneuropathie: Hier: Störung der Nervenfunktionen bei Diabetes mellitus. Kann auch nach der Einnahme bestimmter Medikamente, Drogen und nach Alkoholmissbrauch auftreten.

Postprandial: Nach der Mahlzeit.

Resorptionsverzögerer: So werden Medikamente genannt, die eine Aufnahme der Zuckerstoffe aus dem Verdauungssystem verzögern.

Retinopathie: Netzhaut-Erkrankung des Auges.

Rosiglitazion: Wirkstoff, der bei Antidiabetika verwendet wird und in starkem Verdacht steht, das Osteoporose-Risiko zu erhöhen.

Sulfonylharnstoffe: Wirkstoffe zur Anregung der noch funktionsfähigen Zellen der Bauchspeicheldrüse.

Zykotine: Zuckerhaltige Proteine, die regulierende Funktionen für das Wachstum und die Differenzierung von Körperzellen haben.

Hilfreiche Adressen

Zur Suche nach Fachtherapeuten im Internet die Portale:
www.deam.de
www.deab.org
Für die Suche nach Medikamenten und Beschreibungen von Krankheitsbildern im Internet:
www.netdoktor.de

Haarmineralstoffuntersuchungen finden Sie unter:
www.purawell.de
Speichelanalysen finden Sie unter:
www.deaa.de
Informationen über Heilpilze finden Sie unter:
www.heilenmitpilzen.de

Quellenverzeichnis

Gerlach, S. A.: Coprinus comatus: Wirkung auf den Kohlenhydratstoffwechsel.
Institut für Gesundheitsforschung, Bad Nauheim 2000

Grey, A. / Bolland, M. / Gamble, G. et al.: The peroxisome-proliferator-activated receptor-gamma agonist rosiglitazone decreases bone formation and bone mineral density in healthy postmenopausal women: a randomized, controlled trial.
In: J. Clin. Endocrinol. Metab. Vol. 92 (4) (2007), 1305–1310

Grundy, S. M. et al.: Efficacy, Safety, and Tolerability of Once-Daily. Niacin for the Treatment of Dyslipidemia Associated With Type 2 Diabetes. Results of the Assessment of Diabetes Control and Evaluation of the Efficacy of Niaspan.
In: Trial. Arch. Intern. Med. 162 (2002), 1568–1576

Horio, H. / Ohtsuru, M.: Maitake (Grifola frondosa) Improve Glucose Tolerance of Experimental Diabetic Rats.
In: J. Nutr. Sci. Vitaminol., 47 (2001), 57–63

Kahn, S. E. / Haffner, S. M.: Glycemic Durability of Rosiglitazone, Metformin, or Glyburide Monotherapy.
In: The New England Journal of Medicine, Vol. 355 (2006), 2427–2443

Kubo, K. / Aoki, H. / Nanba, H.: Anti-diabetic Activity Present in the Fruit Body of Grifola frondosa (Maitake).
In: Biol. Pharm. Bull. 17 (8) (1994), 1106–1110

Kubo, K. / Nanba, H.: Anti-Hyperliposis Effect of Maitake Fruit Body (Grifola grodosa).
In: Biol. Pharm. Bull. 20 (7) (1997), 781–785

Kubo, K. / Nanba, H.: Anti-Diabetic Mechanism of Maitake (Grifola frondosa).
Kobe Pharmaceutical University, Japan

Manohar, V., / Talpur, N. A. / Echard, B. W. / Liebermann, S. / Preuss, H. G.: Effects of a water-soluble extract of maitake mushroom on circulating glucose/insulin concentrations in KK mice.
In: Diabetes, Obesity and Metabolism 4 (2002), 43–48

McCorry, D. / Nicolson, A. / Smith, D. / Marson, A. / Feltbower, R. G. / Chadwick, D. W.: An association between diabetes type 1 and idiopathic generalized epilepsy.
In: Ann. Neurol. 59 (2006), 204–206

Park-Wyllie, L. / Juurlink, D. / Kopp, A. et al.: Outpatient Gatifloxacin Therapy and Dysglycemia in Older Adults.
In: The New England Journal of Medicine Vol. 354 (2006), 1352–1361

Rubin, R.: For Diabetes Prevention Program Research Group; 66th Scientific Sessions of the American Diabetes Association, Several Texts.
Washington D.C., June 2006, Poster 896.

Außerdem standen mir die Archive zahlreicher Universitäten und Institutionen in Europa, Nordamerika und Asien zur Verfügung, die ich aus Platzgründen hier nicht alle auflisten kann. Ihnen gilt mein besonderer Dank.

Der Autor

Peter Grunert, seit 1980 als Journalist und Buchautor tätig, hat mehr als 70 Bücher und mehrere 100 Fachartikel zu den unterschiedlichsten Bereichen verfasst. Schwerpunkt seiner Arbeit sind gesundheitliche, medizinische und naturheilkundliche Themen. Vor 15 Jahren selbst an Diabetes-Typ-2 erkrankt, hat er aus seinen reichhaltigen Erlebnissen und Erfahrungen einen praktischen Ratgeber für den Alltag des Diabetikers geschrieben.

Wichtiger Hinweis

Die im Buch veröffentlichten Ratschläge wurden mit größter Sorgfalt von Verfasser und Verlag erarbeitet und geprüft. Eine Garantie kann jedoch nicht übernommen werden. Ebenso ist eine Haftung des Verfassers bzw. des Verlages und seiner Beauftragten für Personen-, Sach- oder Vermögensschäden ausgeschlossen.

Bibliografische Information der Deutschen Nationalbibliothek

Die Deutsche Nationalbibliothek verzeichnet diese Publikation in der Deutschen Nationalbibliografie; detaillierte bibliografische Daten sind im Internet über http://dnb.d-nb.de abrufbar.

© 2008 Knaur Ratgeber Verlag
Ein Unternehmen der Droemerschen Verlagsanstalt
Th. Knaur Nachf. GmbH & Co. KG, München
Alle Rechte vorbehalten

Projektleitung: Franz Leipold
Redaktion: Annerose Sieck, Neumünster
Herstellung: Veronika Preisler
Satz und Layout: Gaby Herbrecht
Umschlaggestaltung: griesbeckdesign, München

Druck und Bindung: Offizin Andersen Nexö Leipzig GmbH, Zwenkau

Printed in Germany

ISBN 978-3-426-64561-1

5 4 3 2 1

Besuchen Sie uns auch im Internet unter der Adresse:
www.knaur-ratgeber.de

Weitere Titel aus den Bereichen Gesundheit, Fitness und Wellness finden Sie im Internet unter www.wohl-fit.de